Im Demenzlabyrinth

Im Demenzlabyrinth

Albin Zauner

Albin Zauner

Im Demenzlabyrinth

Eine Bilderzählung

hogrefe

Albin Zauner. Kunsttherapeut am Isaar-Amper-Klinikum Taufkirchen, Akutpsychiatrie
E-Mail zauneralbin@gmail.com
Homepage https://www.zauneralbin.de

Bibliografische Information der Deutschen Nationalbibliothek
Die Deutsche Nationalbibliothek verzeichnet diese Publikation in der Deutschen Nationalbibliografie; detaillierte bibliografische Daten sind im Internet über http://www.dnb.de abrufbar.

Anregungen und Zuschriften bitte an:
Hogrefe AG
Lektorat Pflege
z.Hd. Jürgen Georg
Länggass-Strasse 76
3012 Bern
Schweiz
Tel. +41 31 300 45 00
info@hogrefe.ch
www.hogrefe.ch

Lektorat: Jürgen Georg, Brigitte M. Frey-von Matt, Rita Madathipurath
Herstellung: René Tschirren
Umschlagabbildung: Albin Zauner, Dorfen
Umschlag: Claude Borer, Riehen
Illustration/Fotos (Innenteil): Albin Zauner, Dorfen
Satz: punktgenau GmbH, Bühl
Druck und buchbinderische Verarbeitung: Multiprint Ltd., Kostinbrod
Printed in Bulgaria

1. Auflage 2022

(E-Book-ISBN_PDF 978-3-456-96260-3)
(E-Book-ISBN_EPUB 978-3-456-76260-9)
ISBN 978-3-456-86260-6
https://doi.org/10.1024/86260-000

Inhaltsverzeichnis

Dank

Für große freundschaftliche Unterstützung, gilt mein besonderer Dank Titus David Hamdorf und für den anhaltend lebhaften und inspirierenden Austausch danke ich Roswitha, Lucas, Leon und Laurin.

Der Autor und der Verlag danken Prof. Dr. André Fringer und der Zürcher Hochschule für Angewandte Wissenschaften, Department Gesundheit, Institut Pflege für die finanzielle Unterstützung dieses Projektes.

Demenzlabyrinth

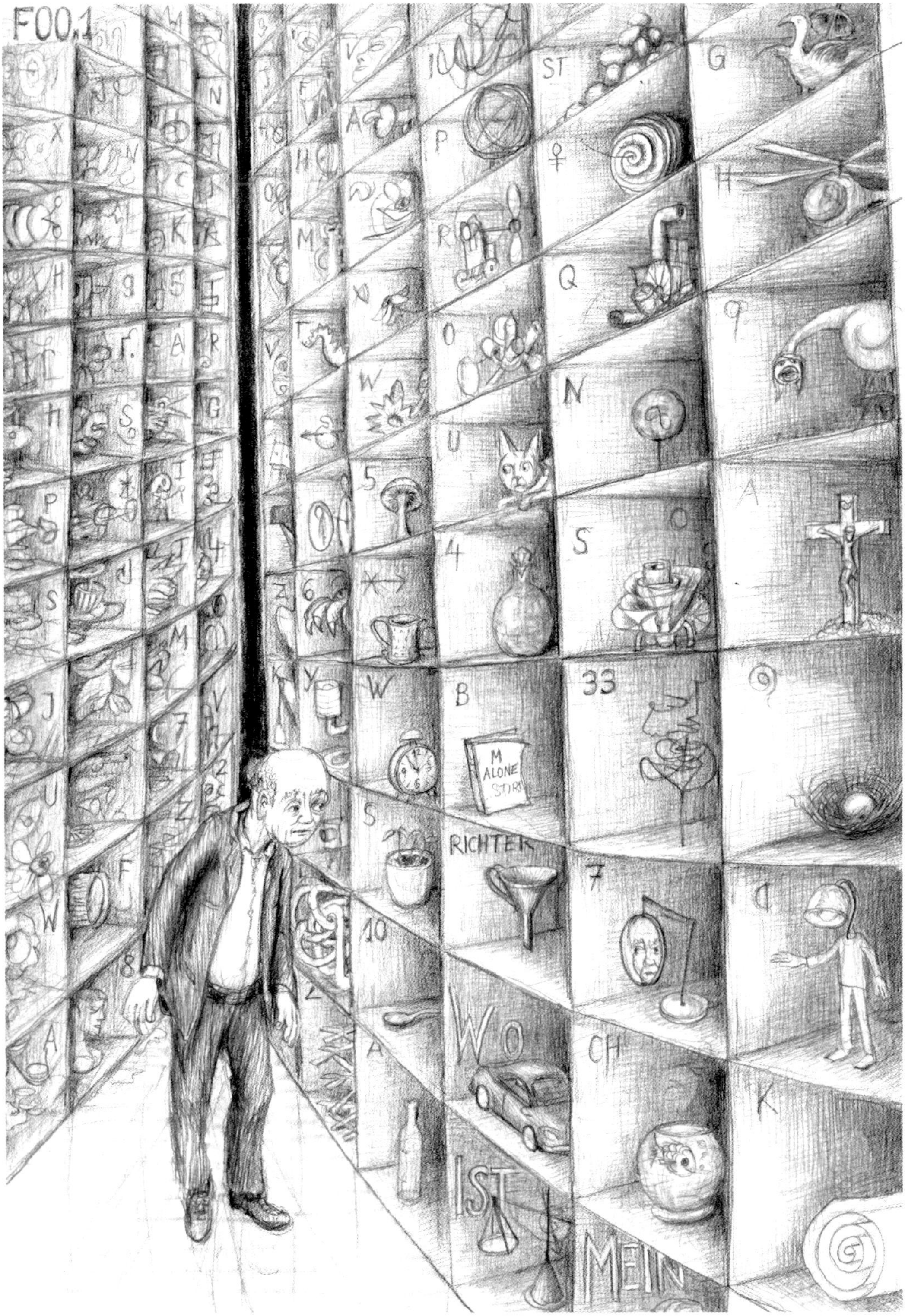
F00.1
M
ALONE
RICHTER
WO
IST
MEIN

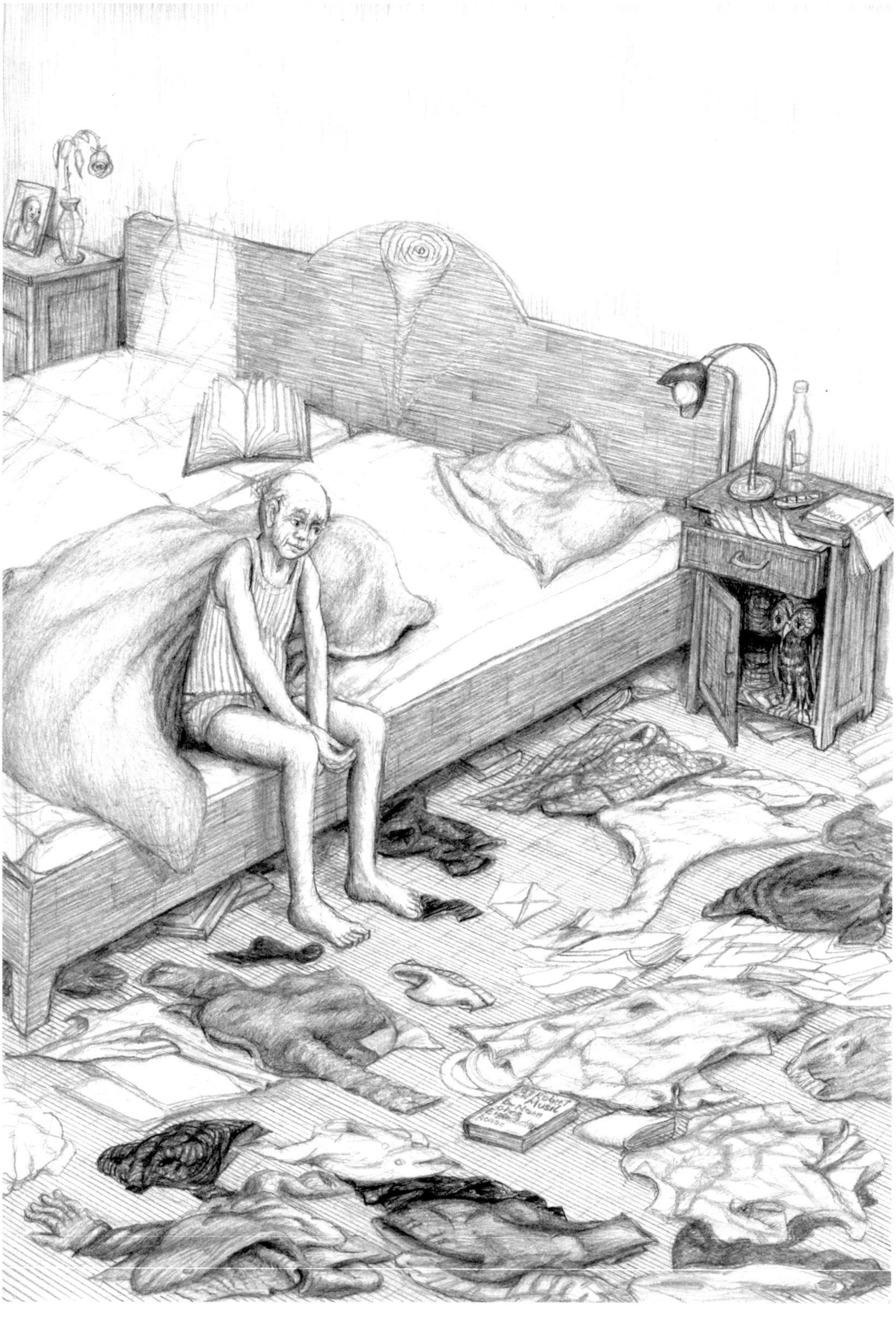

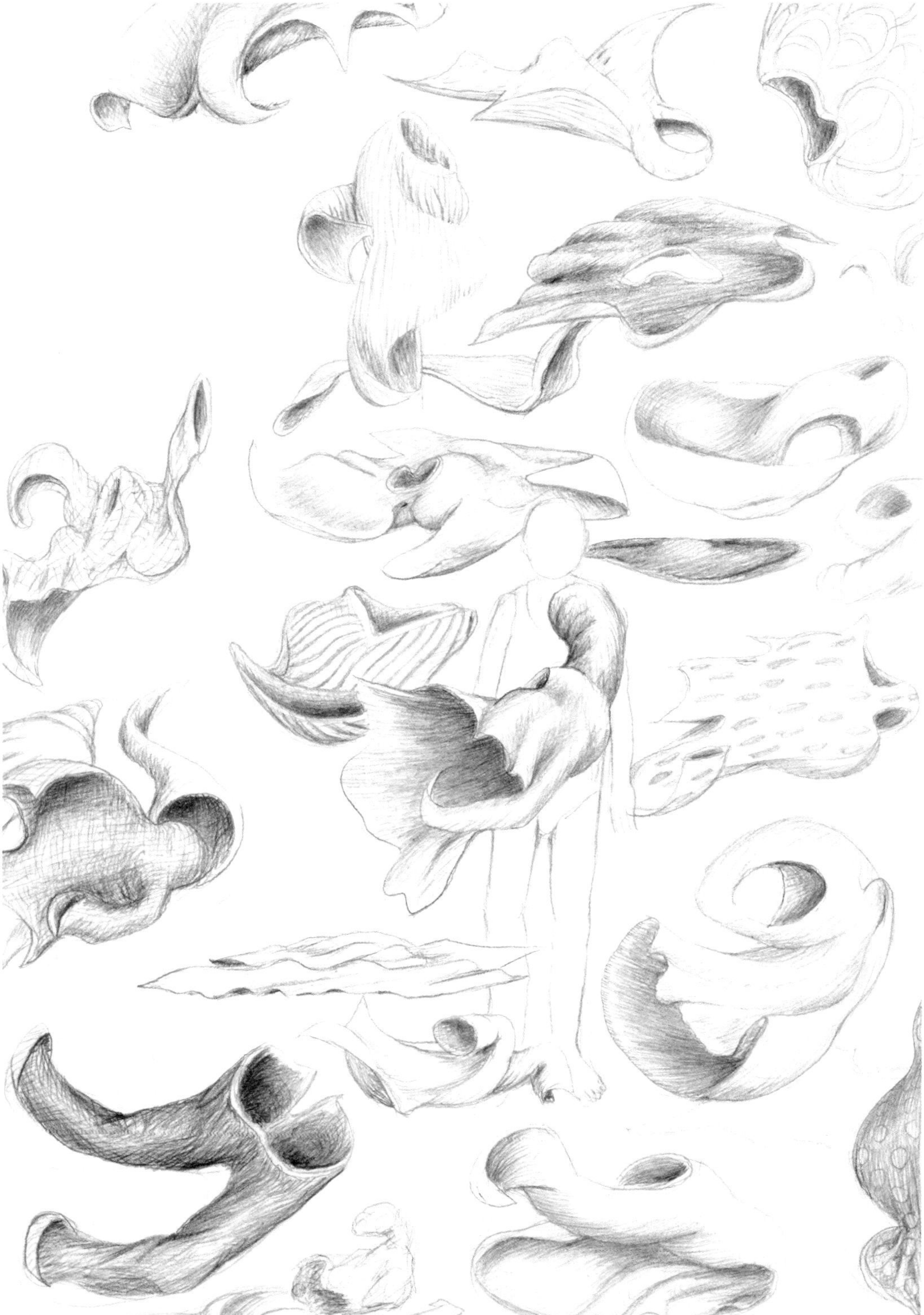

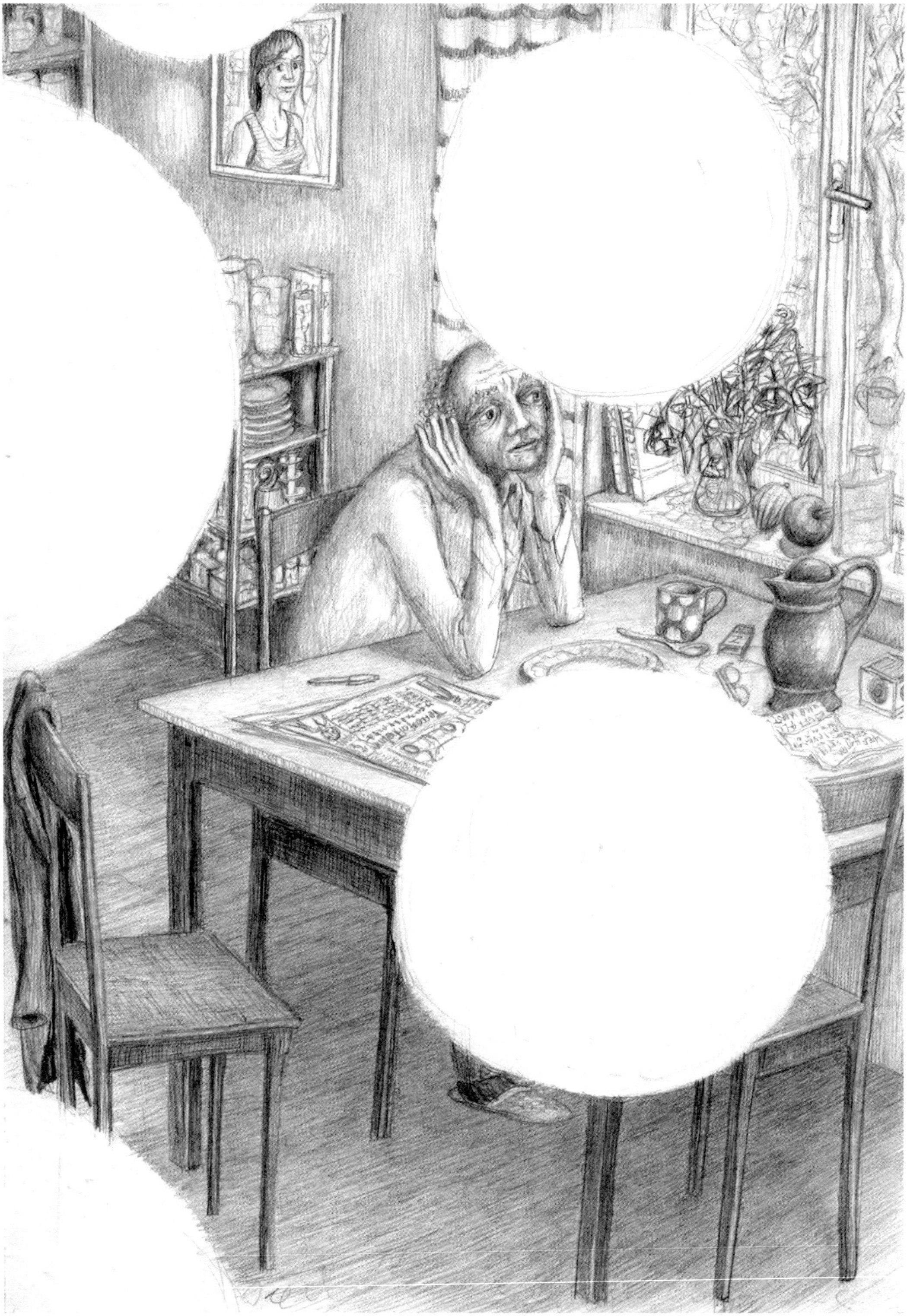

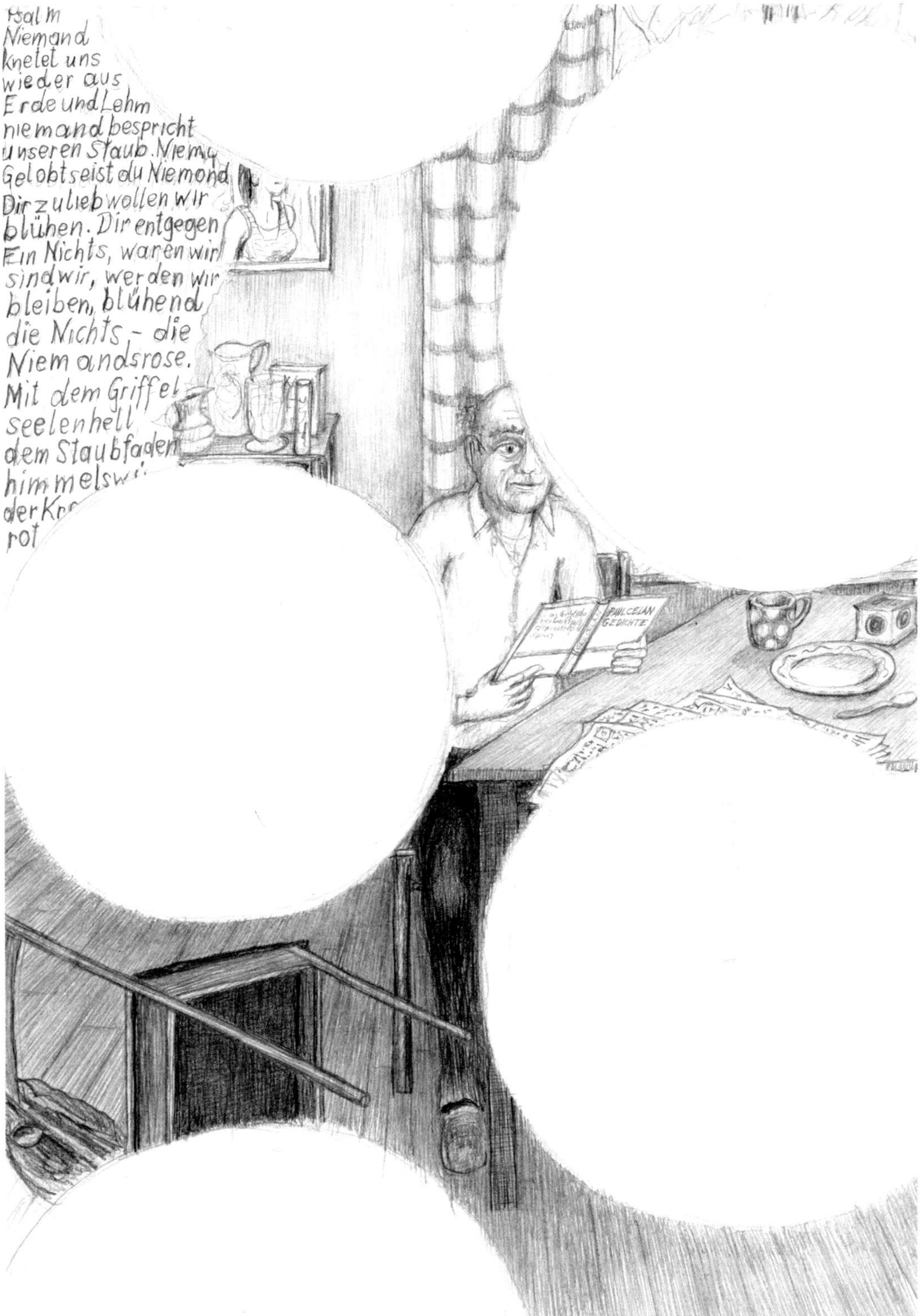
Psalm
Niemand
knetet uns
wieder aus
Erde und Lehm
niemand bespricht
unseren Staub. Niema
Gelobt seist du Niemand
Dir zulieb wollen wir
blühen. Dir entgegen
Ein Nichts, waren wir
sind wir, werden wir
bleiben, blühend
die Nichts - die
Niemandsrose.
Mit dem Griffel
seelenhell
dem Staubfaden
rot
PAUL CELAN
GEDICHTE

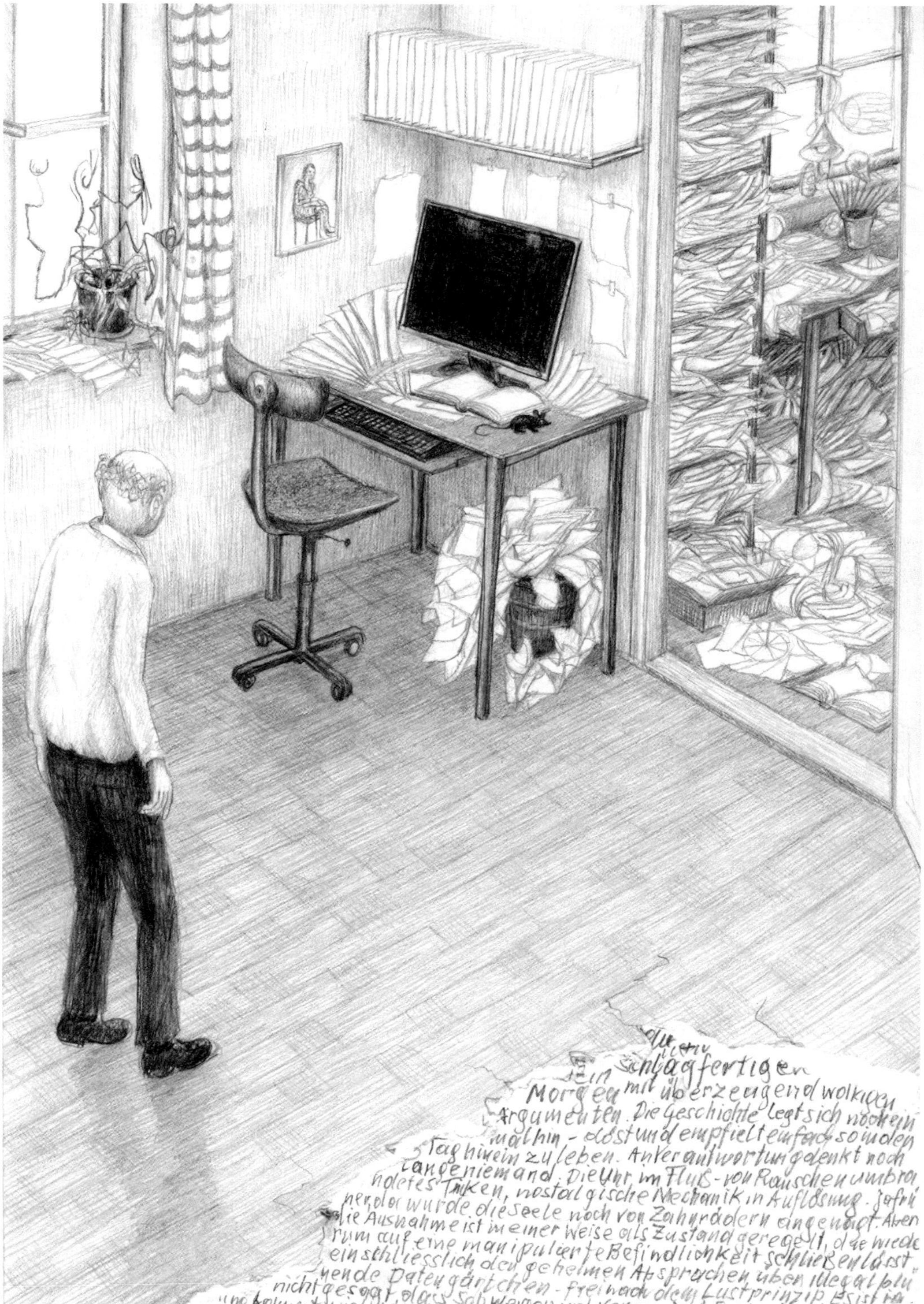
Ein schlagfertigen
Morgen mit überzeugend wolkigen
Argumenten. Die Geschichte legt sich noch ein
mal hin – döst und empfiehlt einfach so in den
Tag hinein zu leben. An Verantwortung denkt noch
lange niemand. Die Uhr im Fluss – von Rauschen umbra
ndetes Ticken, nostalgische Mechanik in Auflösung. Jafrü
her oder wurde die Seele noch von Zahnrädern angetrieben
lie Ausnahme ist in einer Weise als Zustand geregelt, die wiede
rum auf eine manipulierte Befindlichkeit schließen lässt
einschliesslich den geheimen Absprachen über illegal blü
hende Datengärtchen – frei nach dem Lustprinzip. Es ist ja
nicht gesagt, dass Schweigen viel verspricht. Erwartungsgemäß
kommt viel Vollmundiges zustande. Es wird aufgehorcht, die

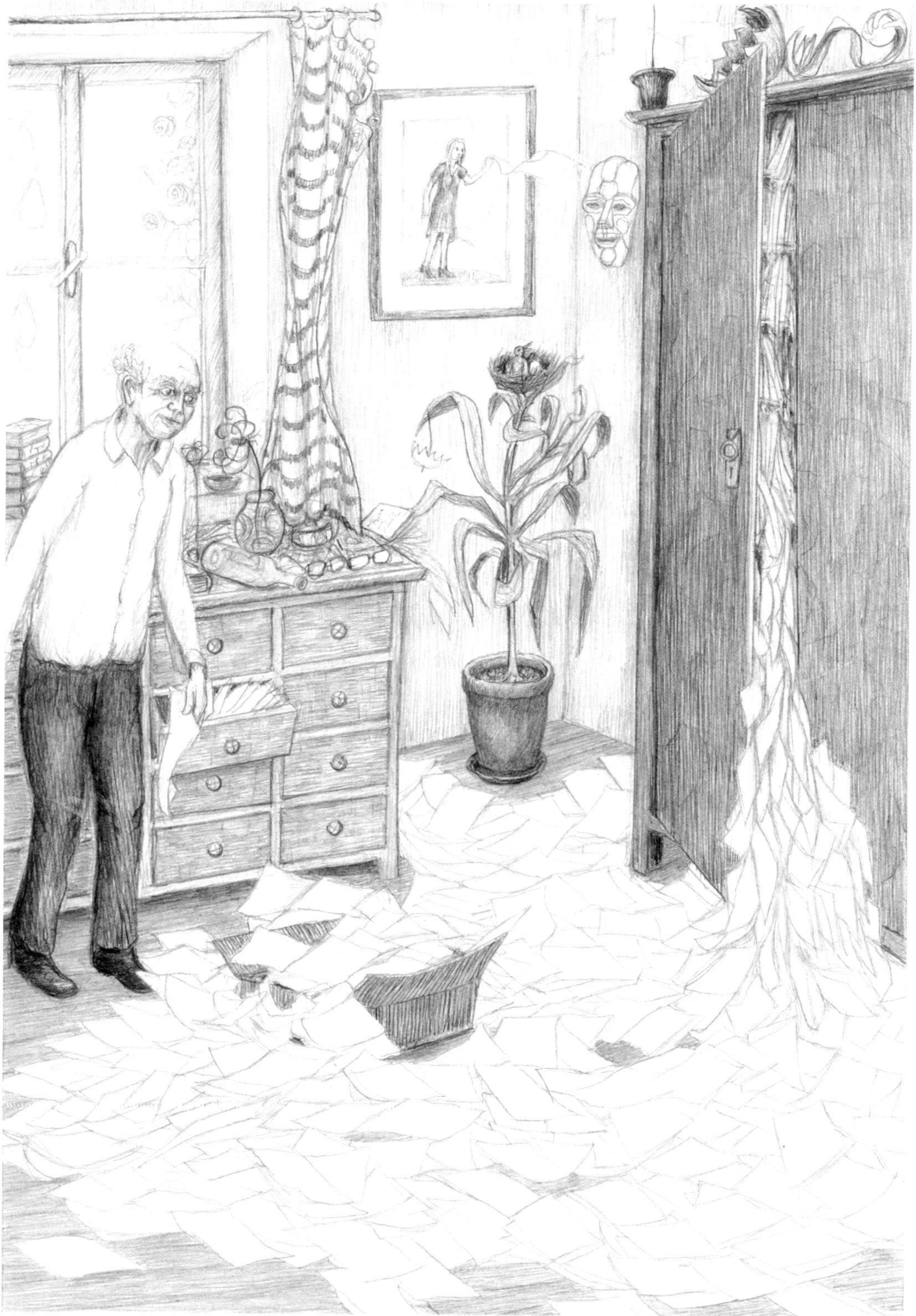

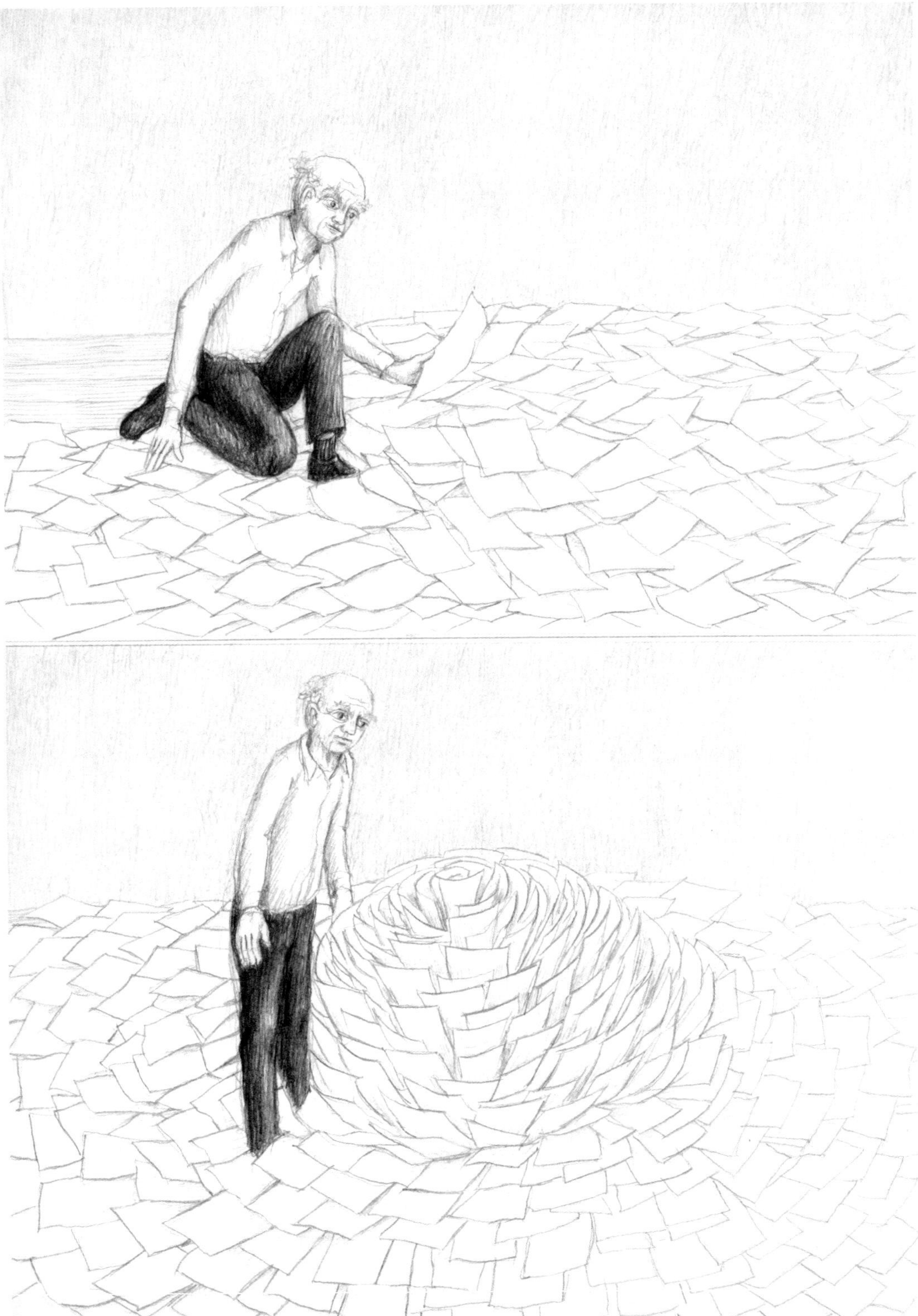

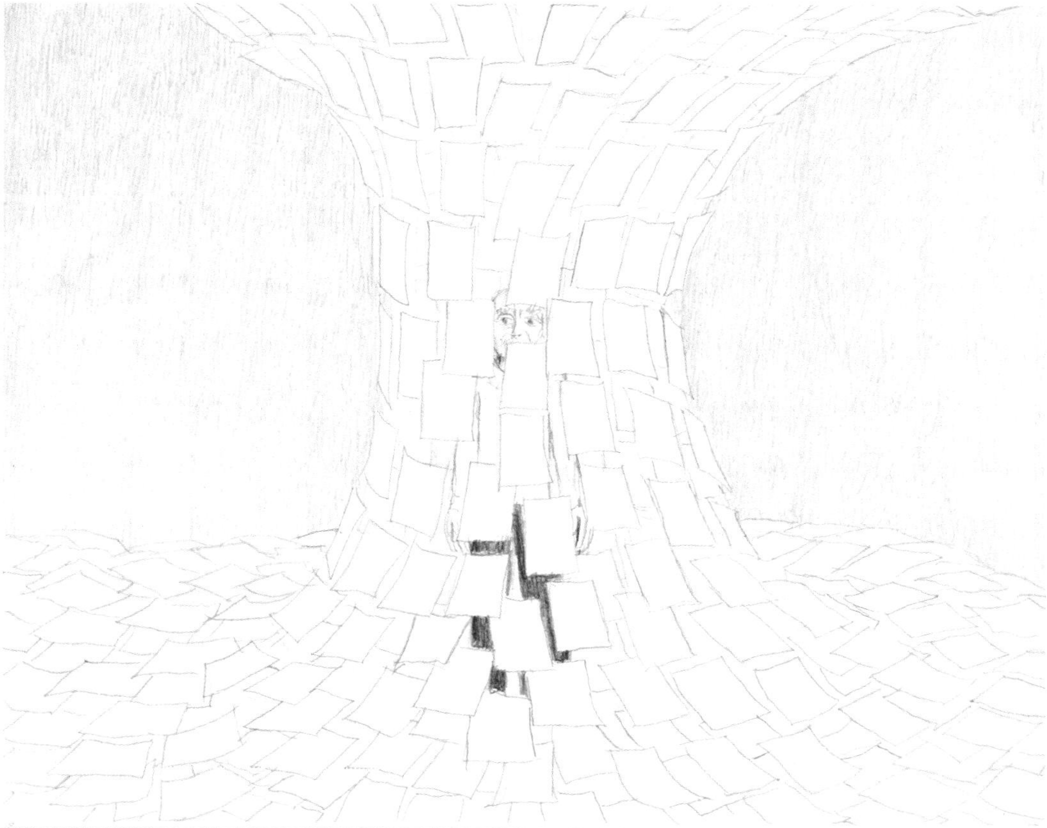

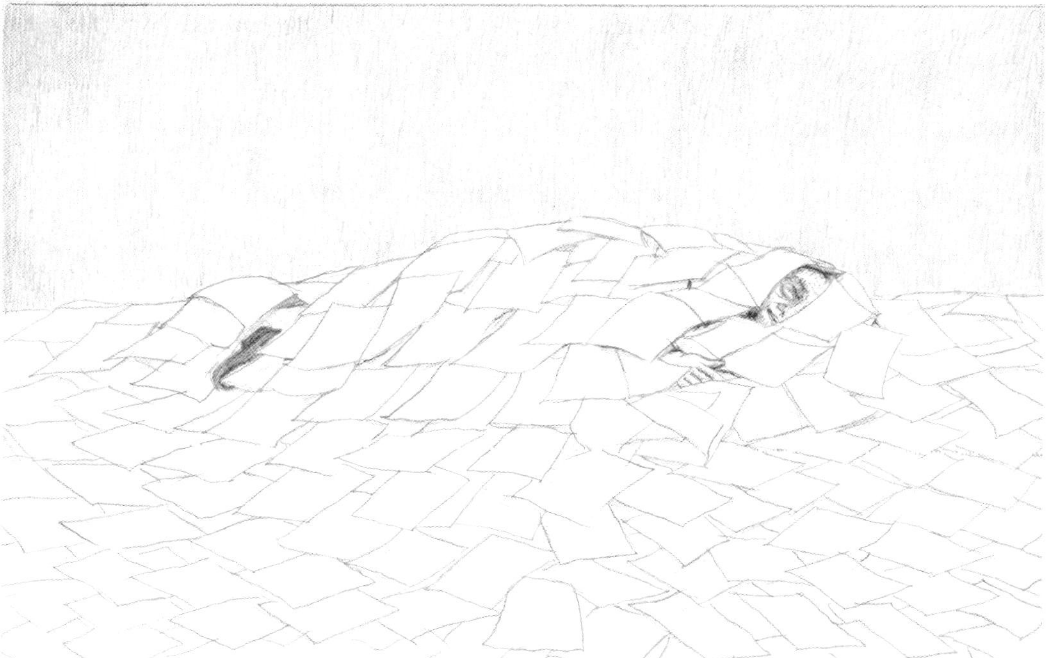

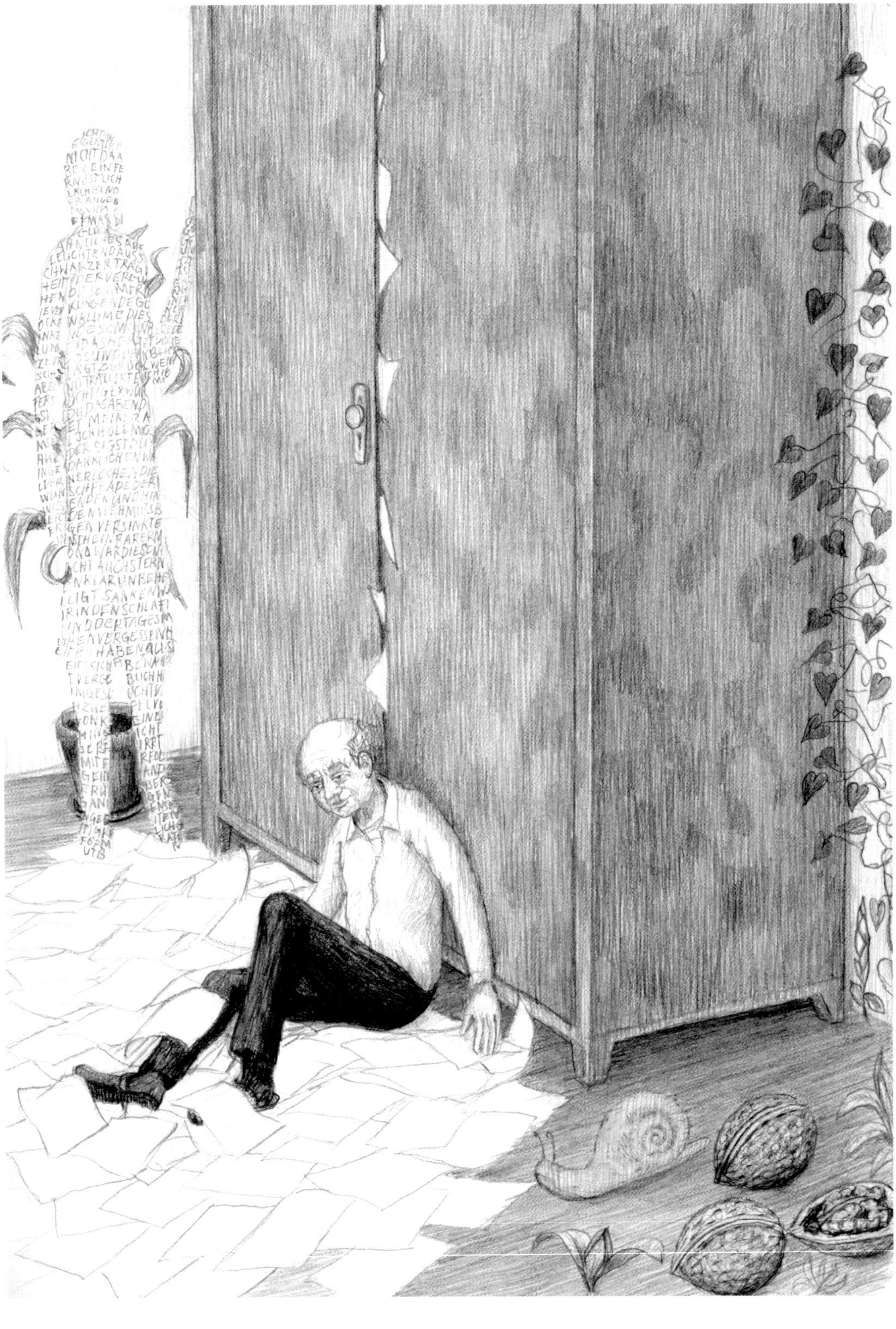

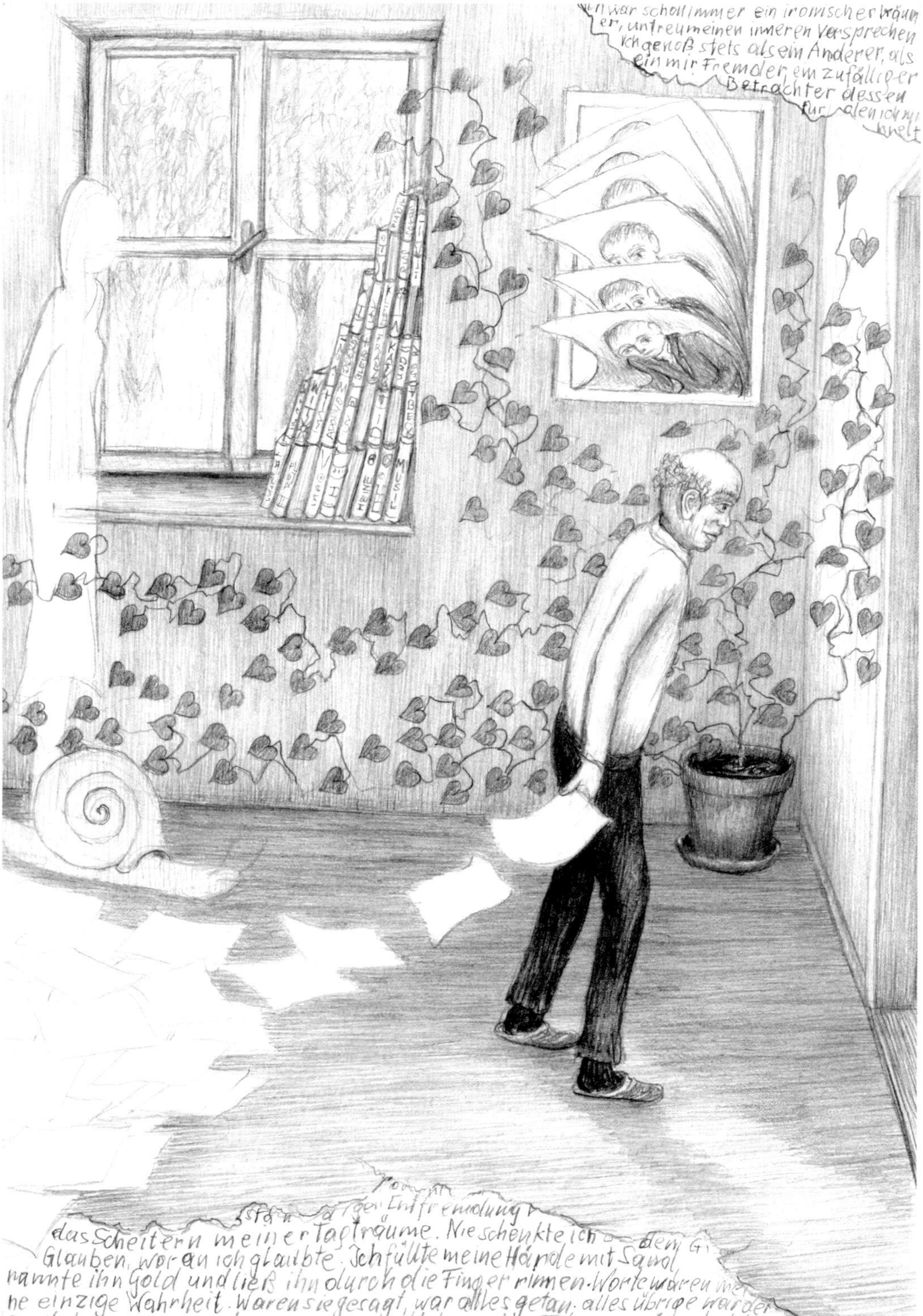
war schon immer ein ironischer Träum
er, untreu meinen inneren Versprechen
Ich genoß stets als ein Anderer, als
ein mir Fremder, ein zufälliger
Betrachter dessen
für den ich
Entfremdung
das Scheitern meiner Tagträume. Nie schenkte ich dem
Glauben, woran ich glaubte. Ich füllte meine Hände mit Sand
nannte ihn Gold und ließ ihn durch die Finger rinnen. Worte waren mei
ne einzige Wahrheit. Waren sie gesagt, war alles getan. alles übrige war der
Sand, der er immer schon war. Wenn nicht das ewige Träumen wäre, das Leben in

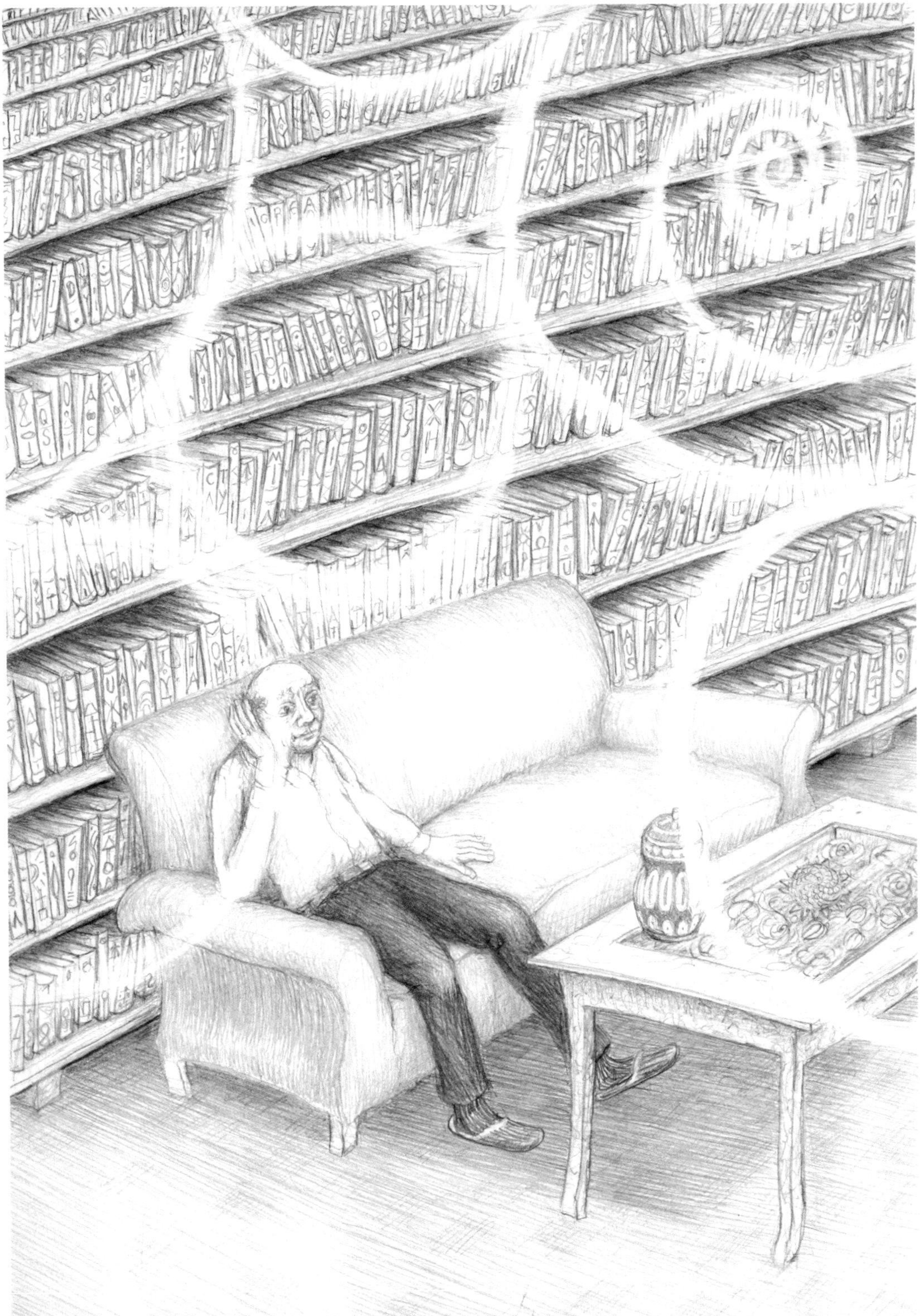

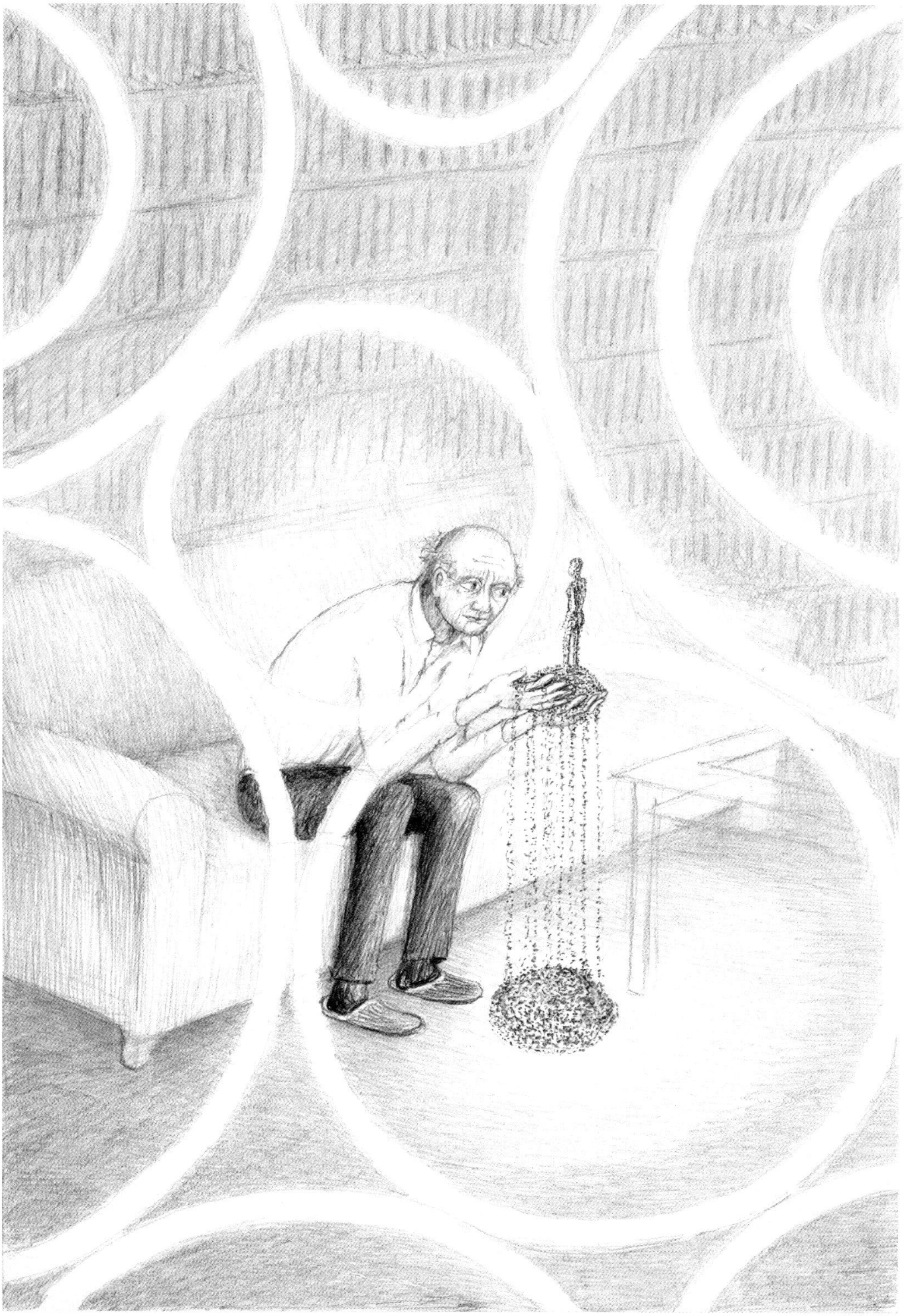

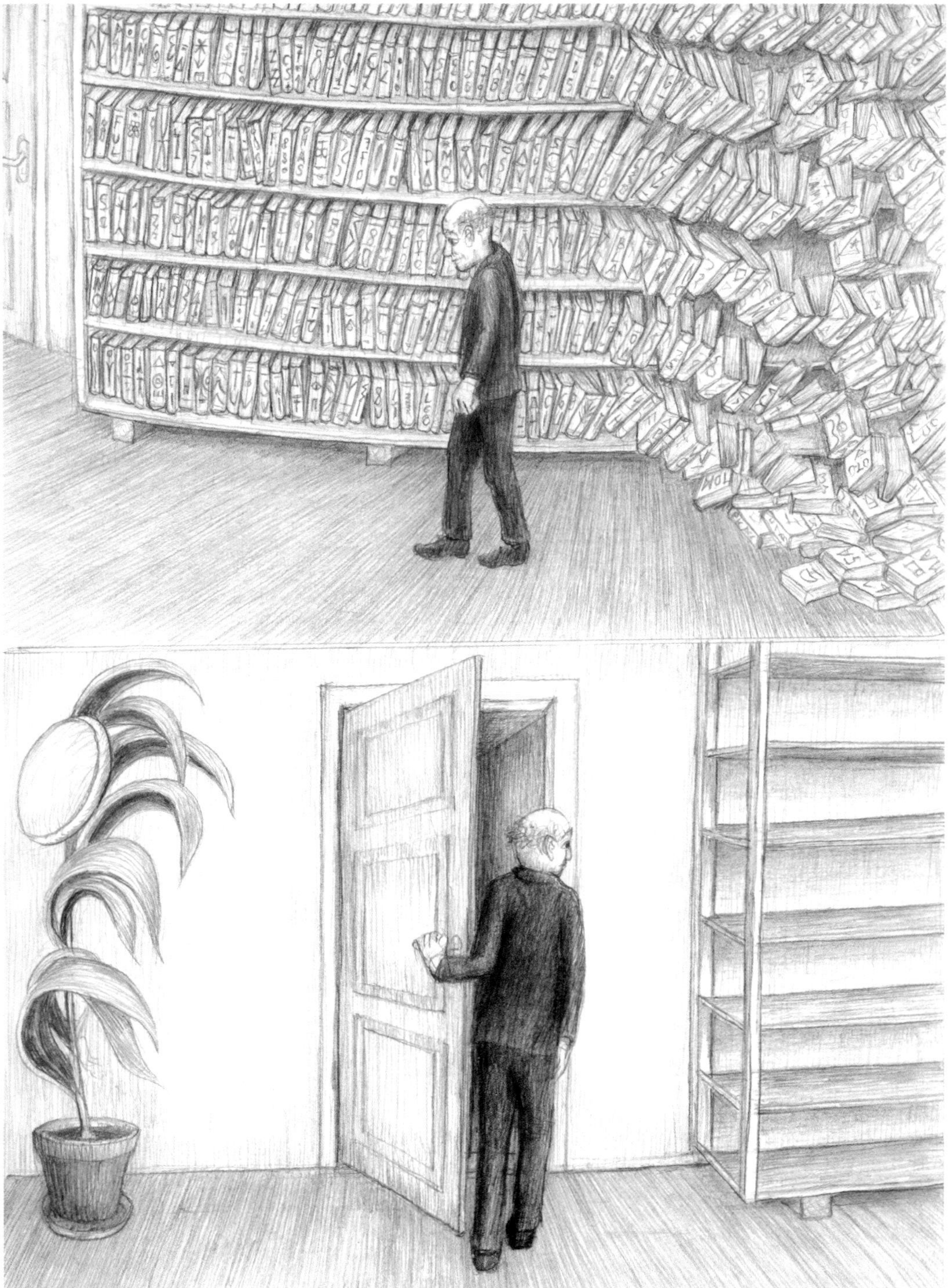

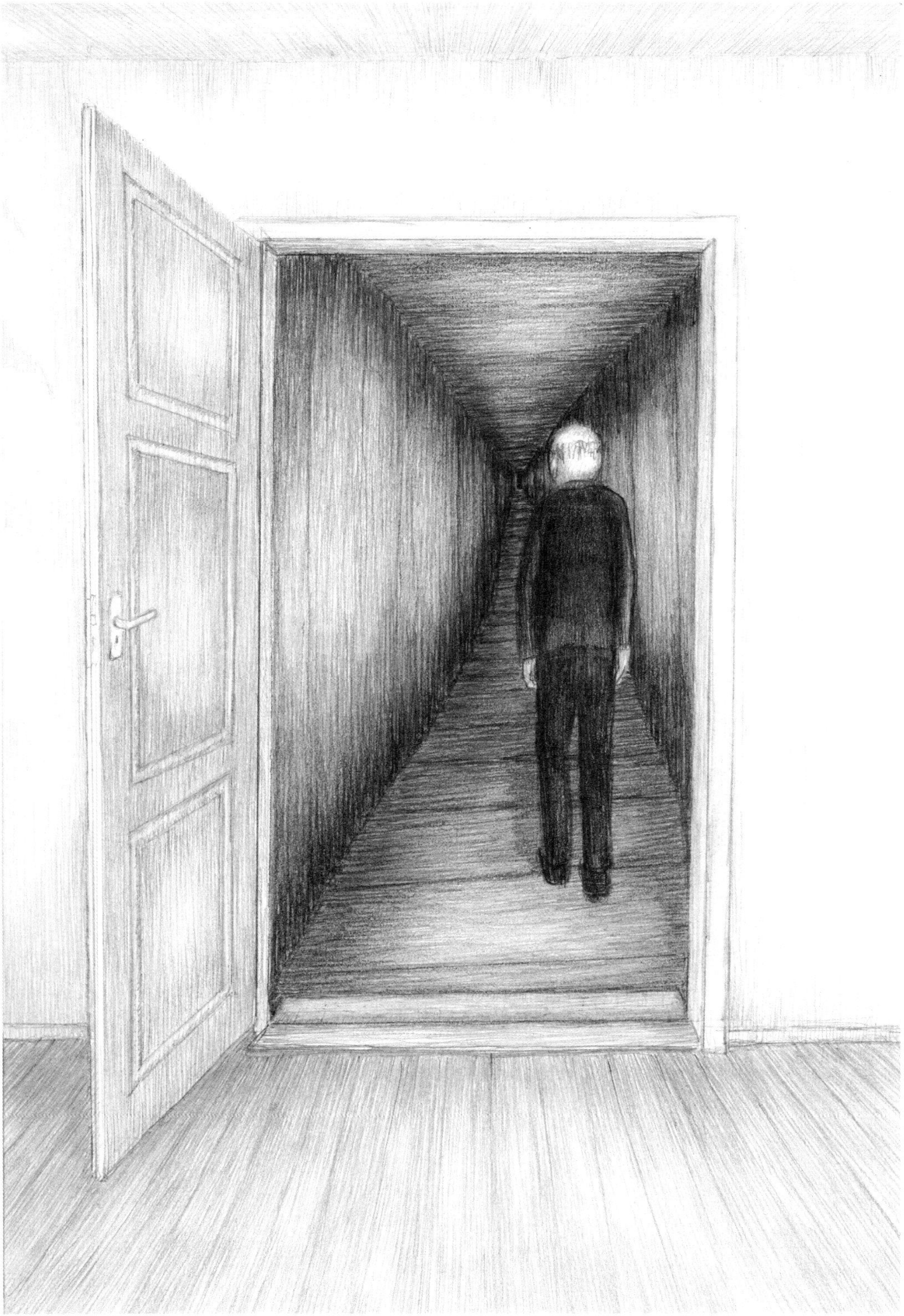

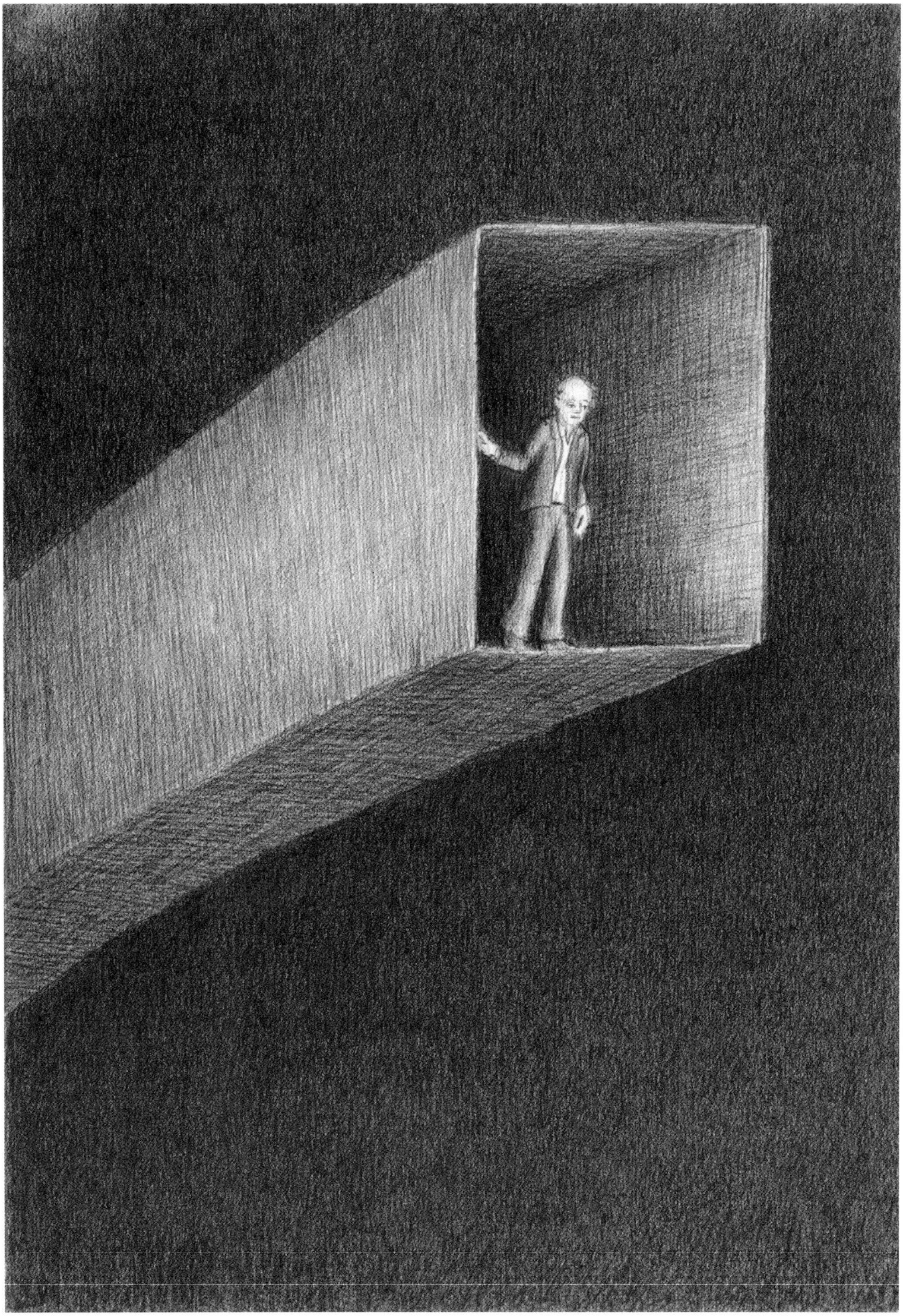

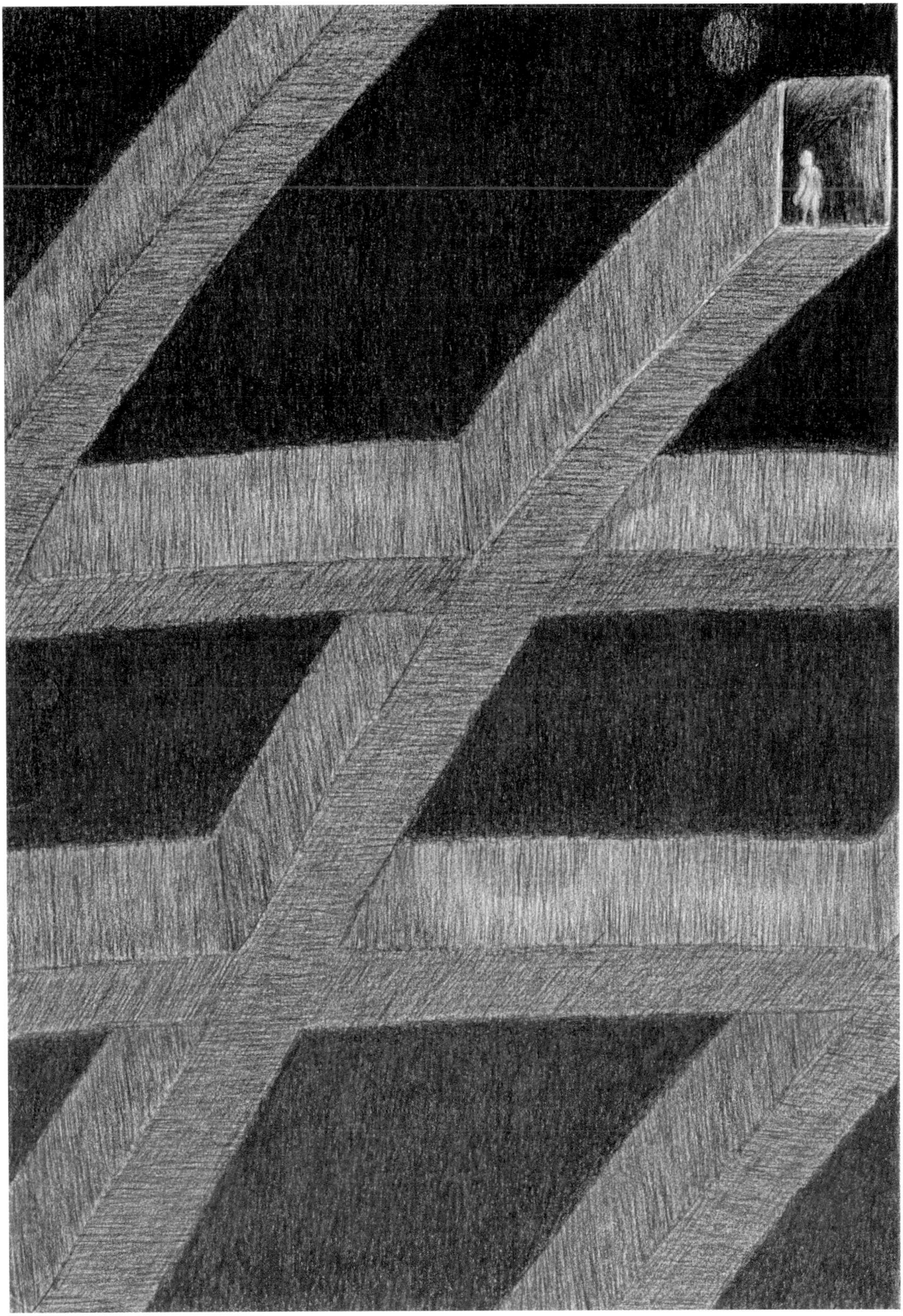

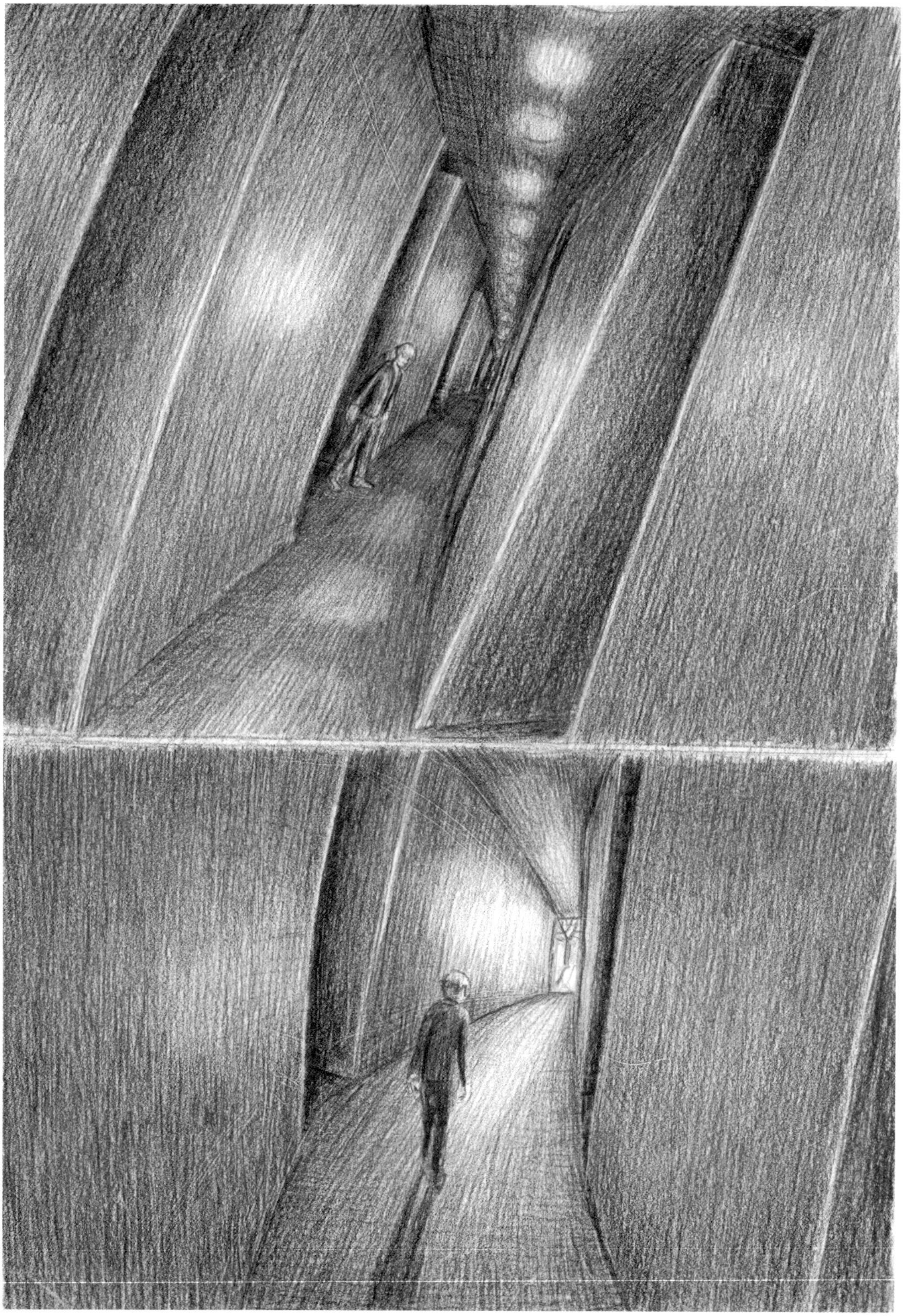

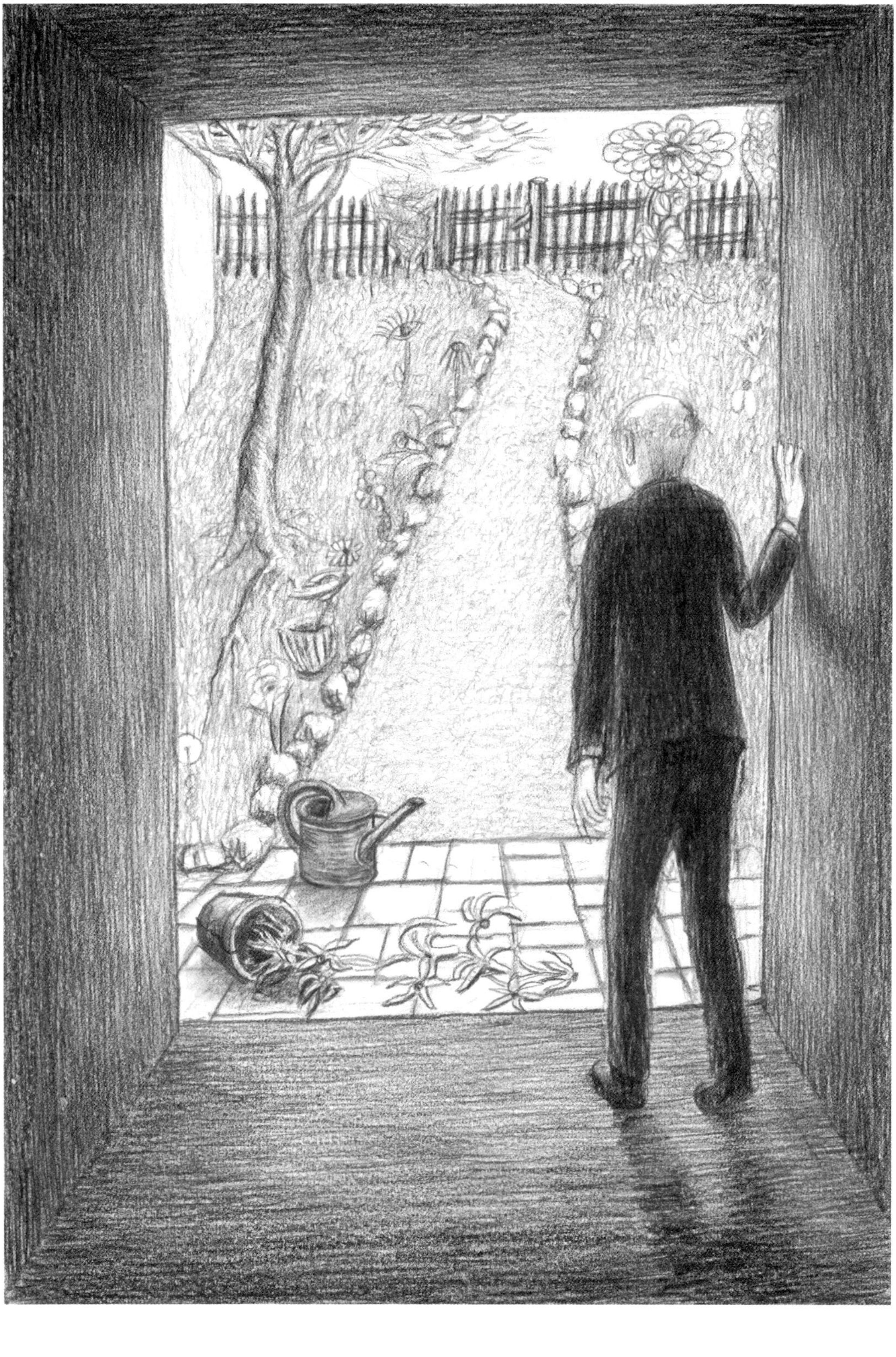

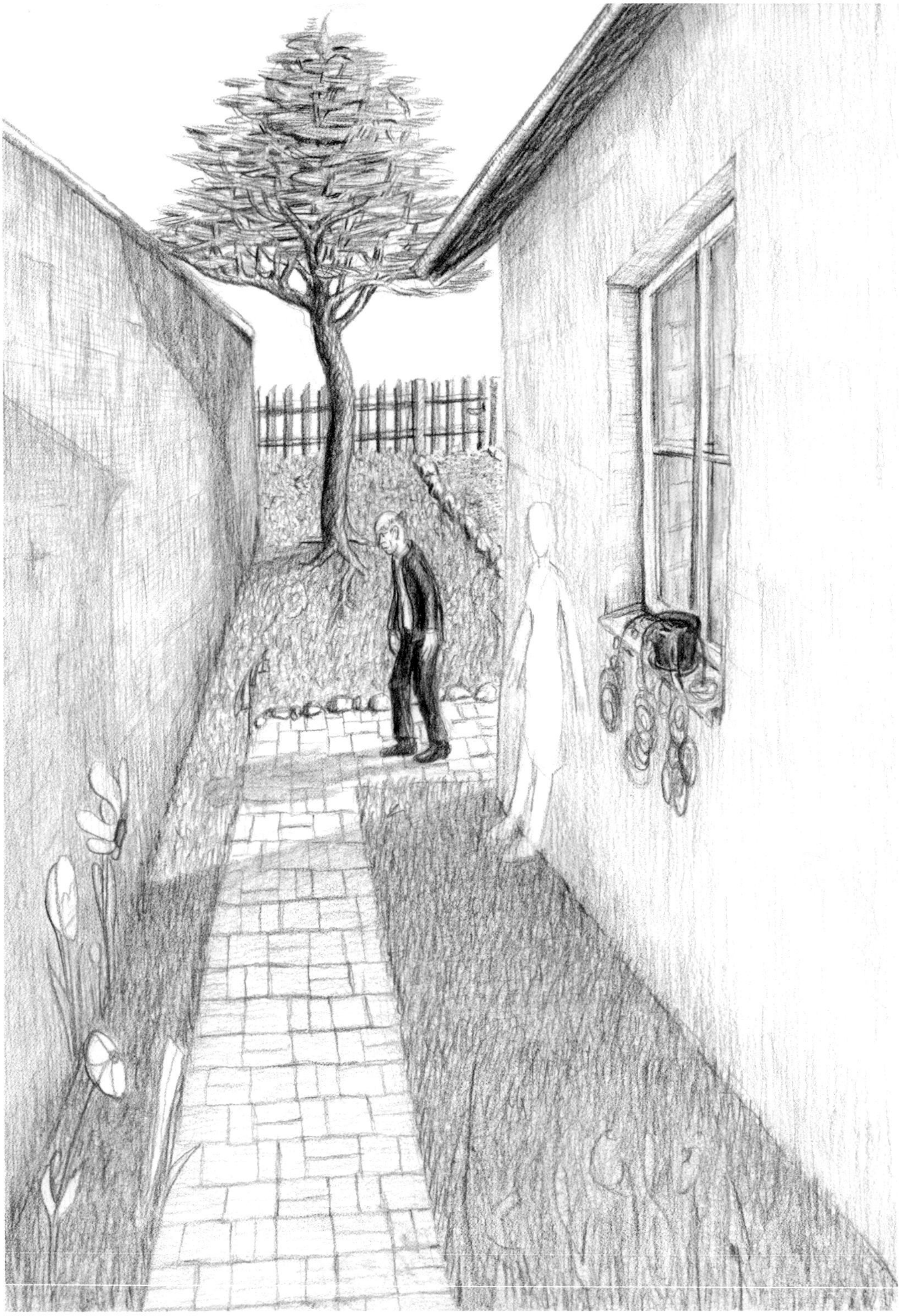

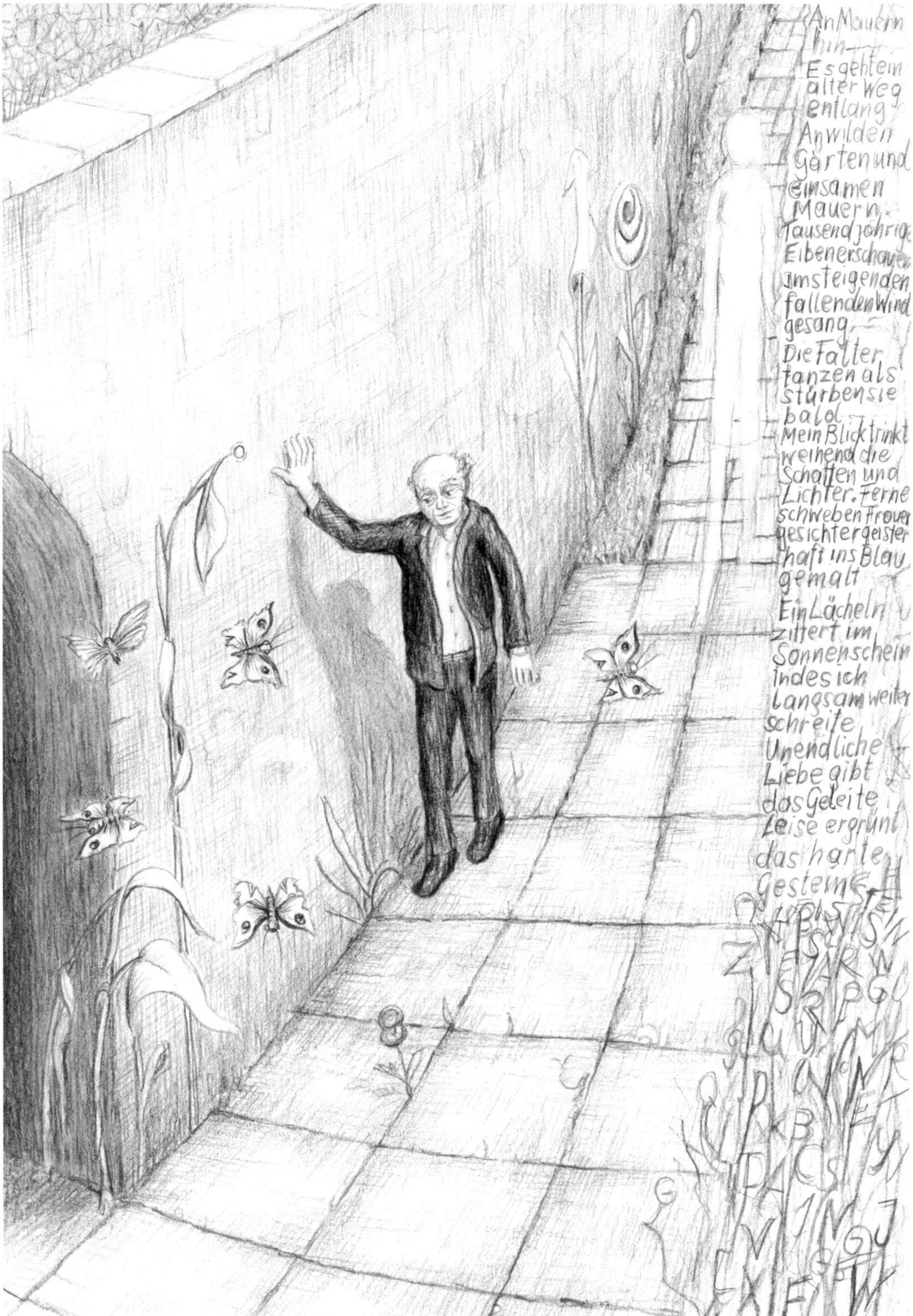
An Mauern
hin
Es geht ein
alter Weg
entlang
An wilden
Gärten und
einsamen
Mauern.
Tausendjährig
Eibenerschaue
Im steigenden
fallenden Wind
gesang
Die Falter
tanzen als
stürben sie
bald.
Mein Blick trinkt
weinend die
Schatten und
Lichter. Ferne
schweben Fraue
gesichter geister
haft ins Blau
gemalt
Ein Lächeln
zittert im
Sonnenschein
indes ich
langsam weiter
schreite
Unendliche
Liebe gibt
das Geleite
Leise ergrünt
das harte
Gesteim

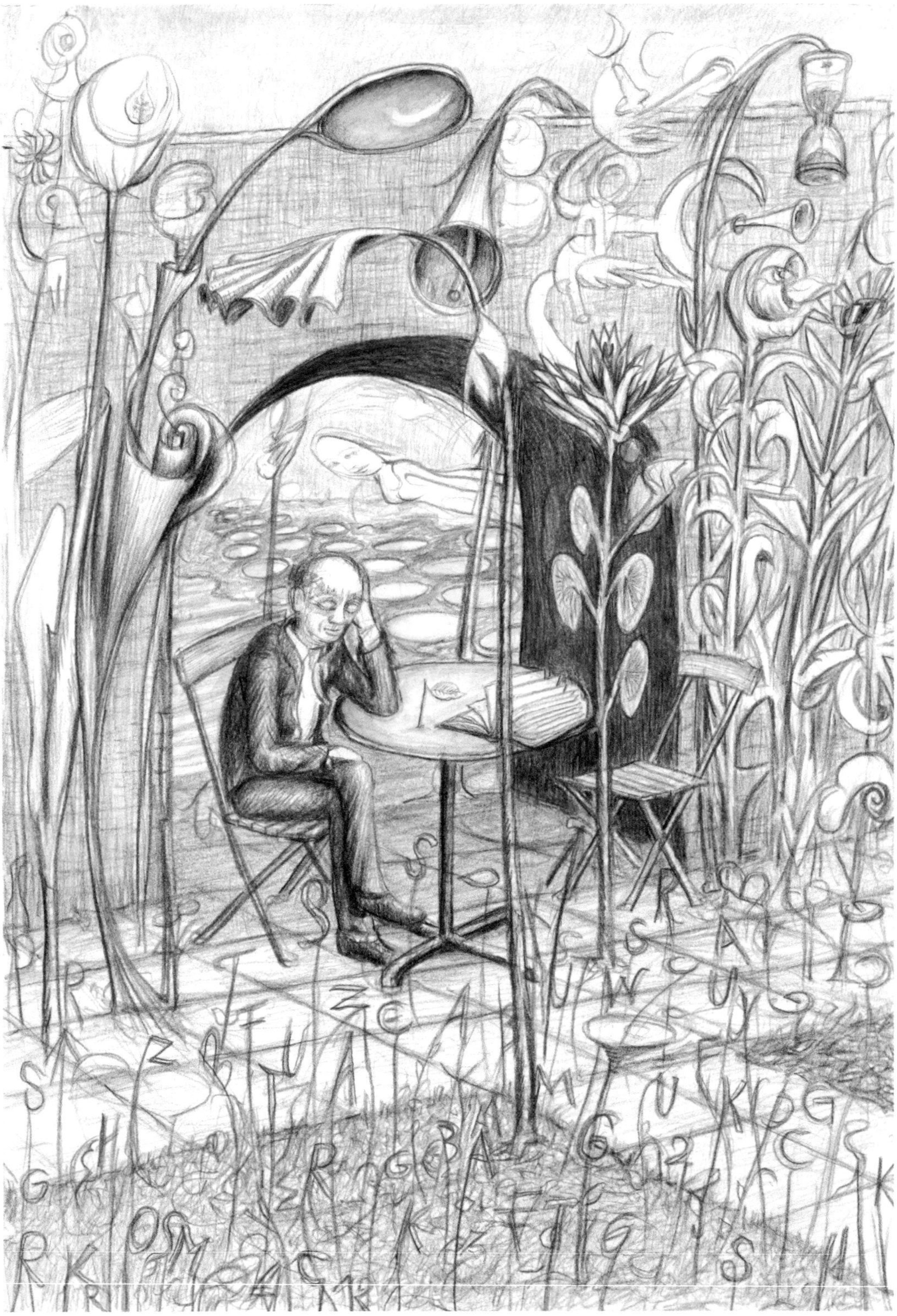

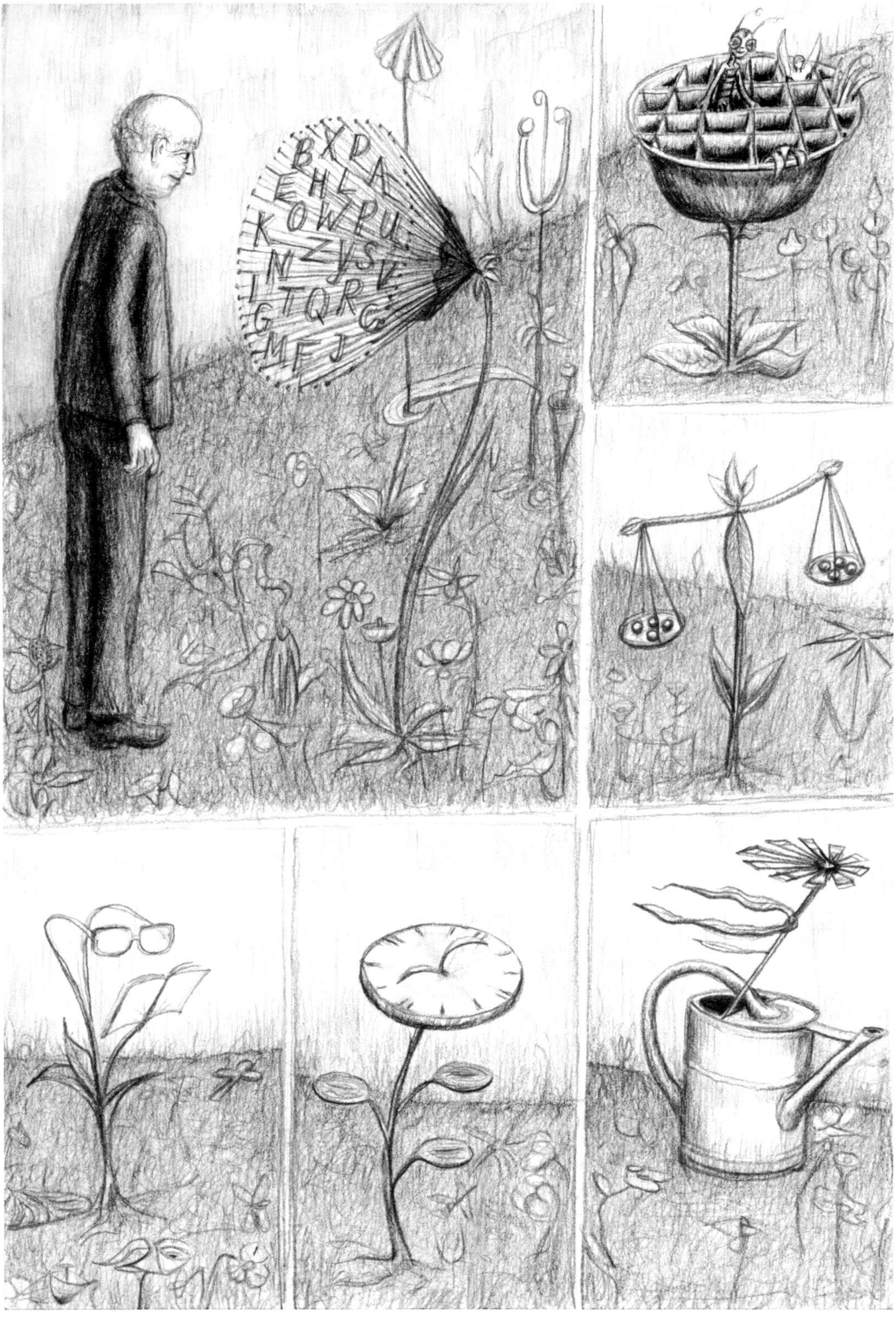
BXPA
EHL
KOWPU
NZJSV
IGTQRC
MFJ

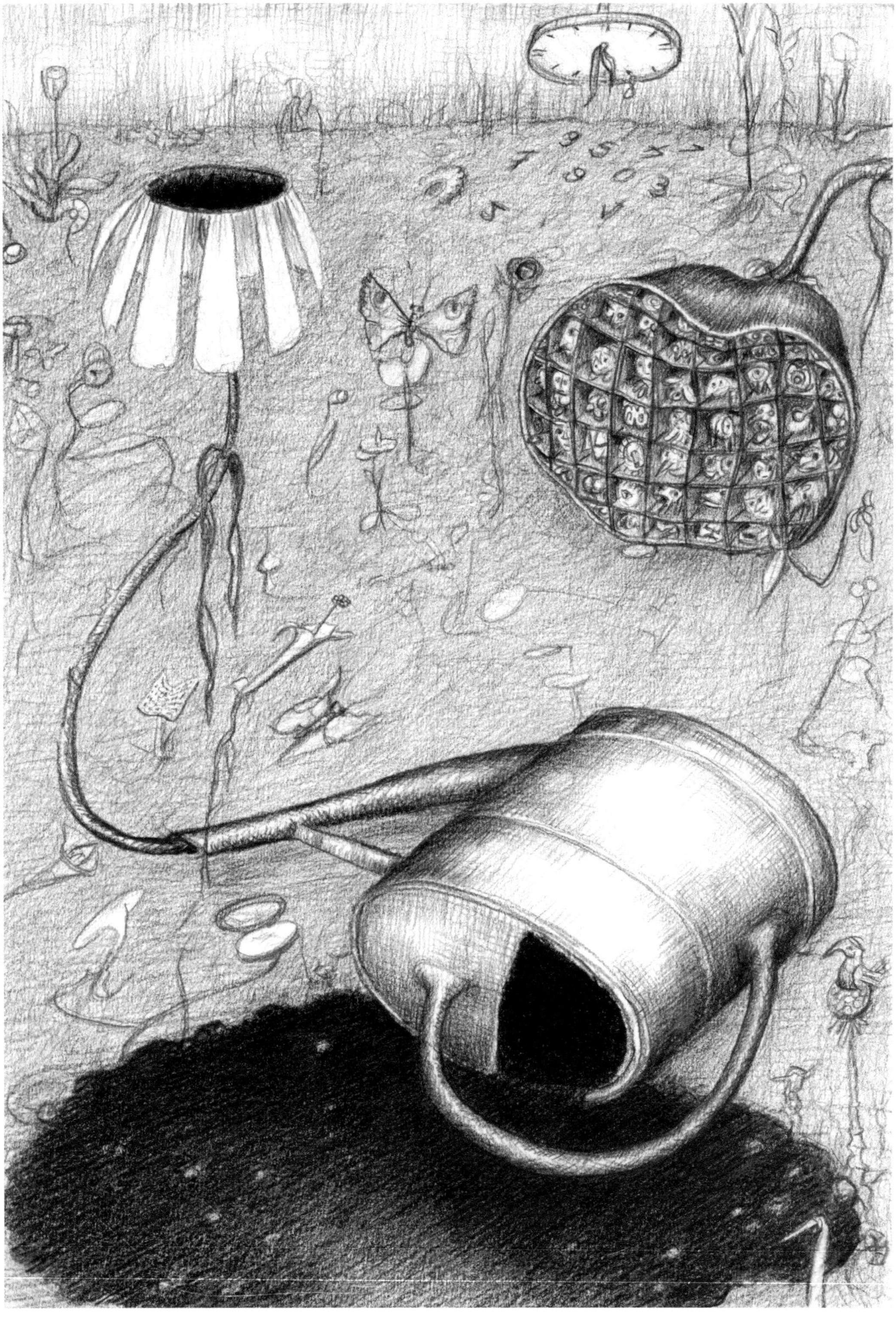

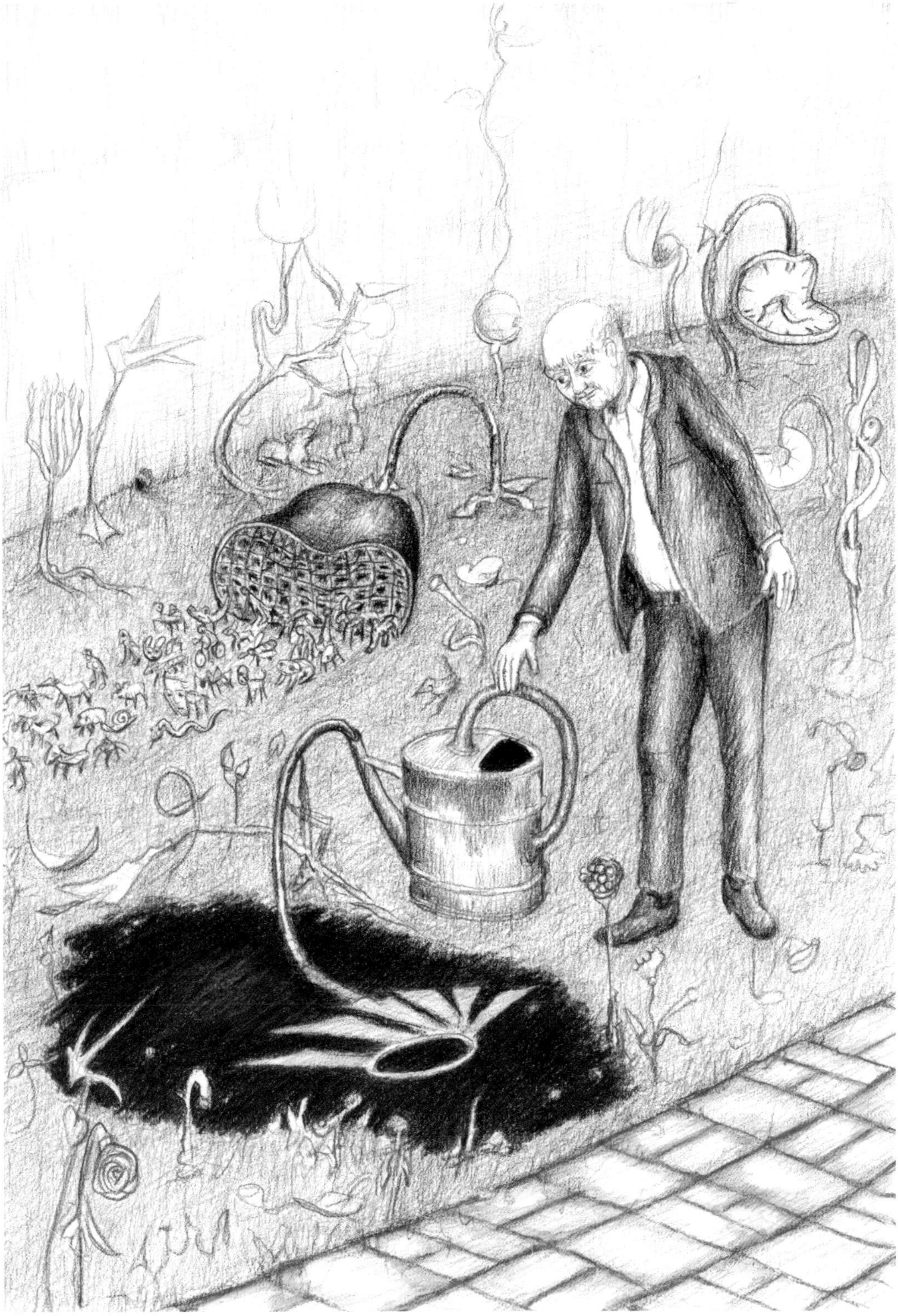

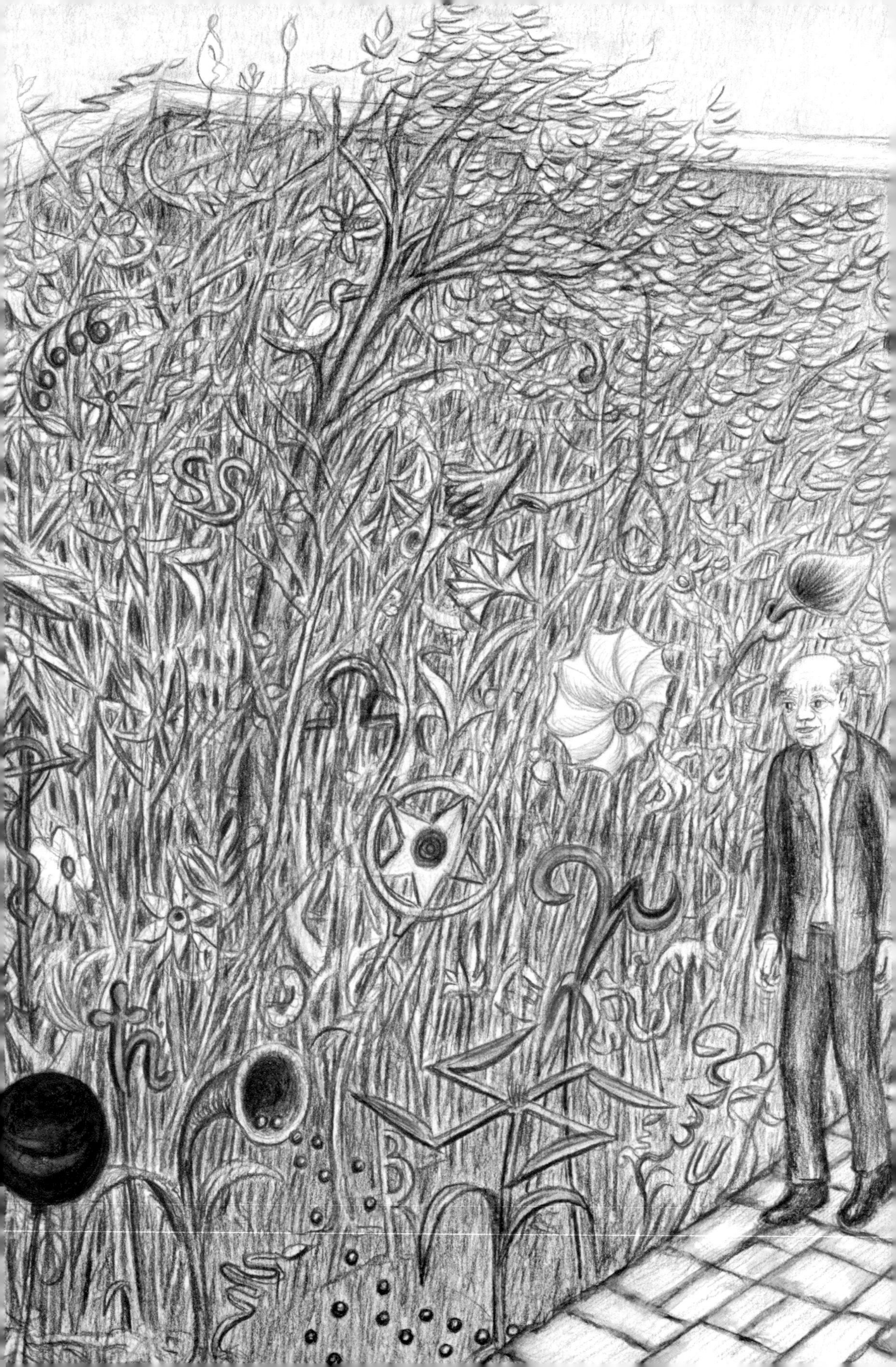

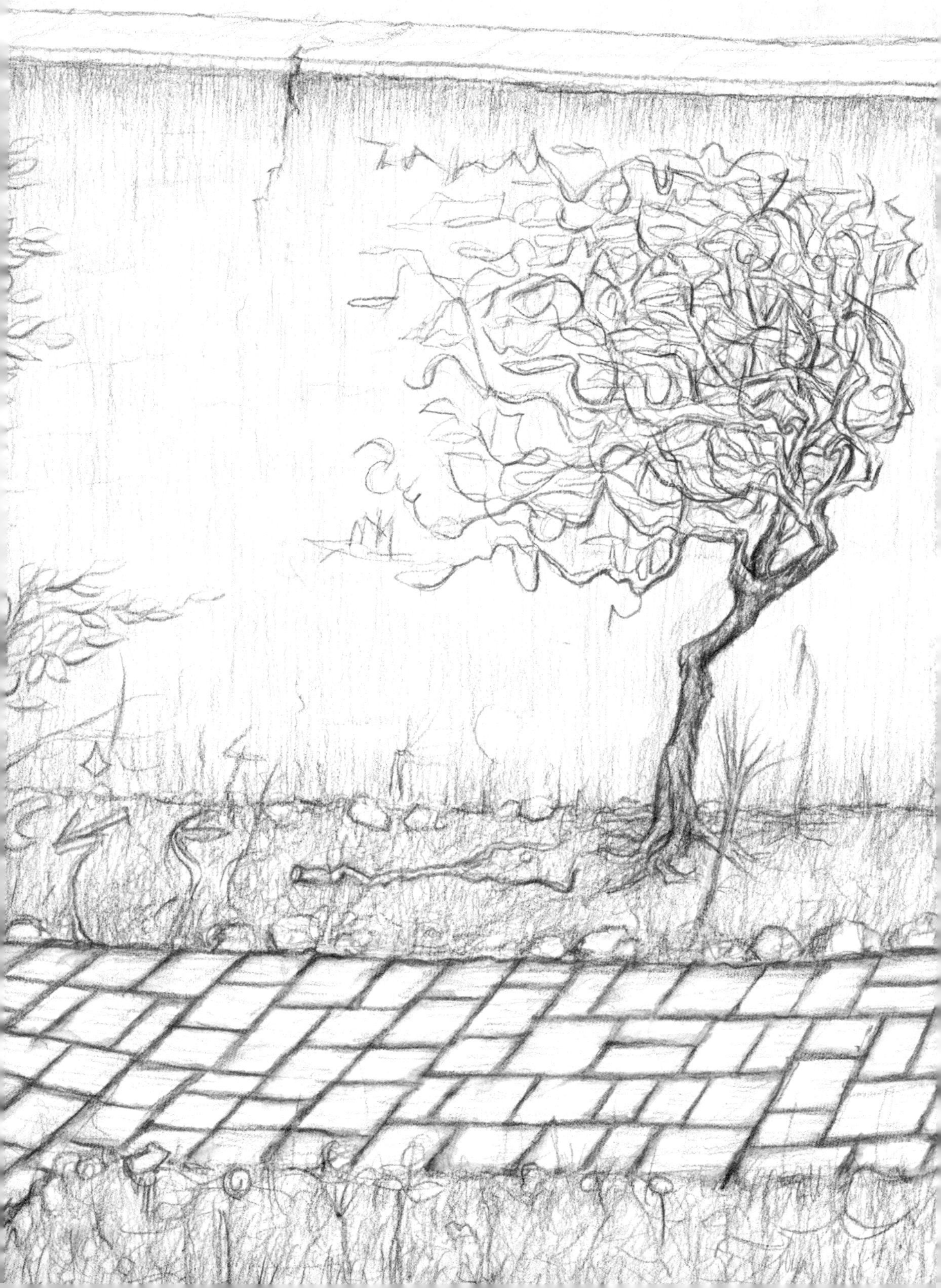

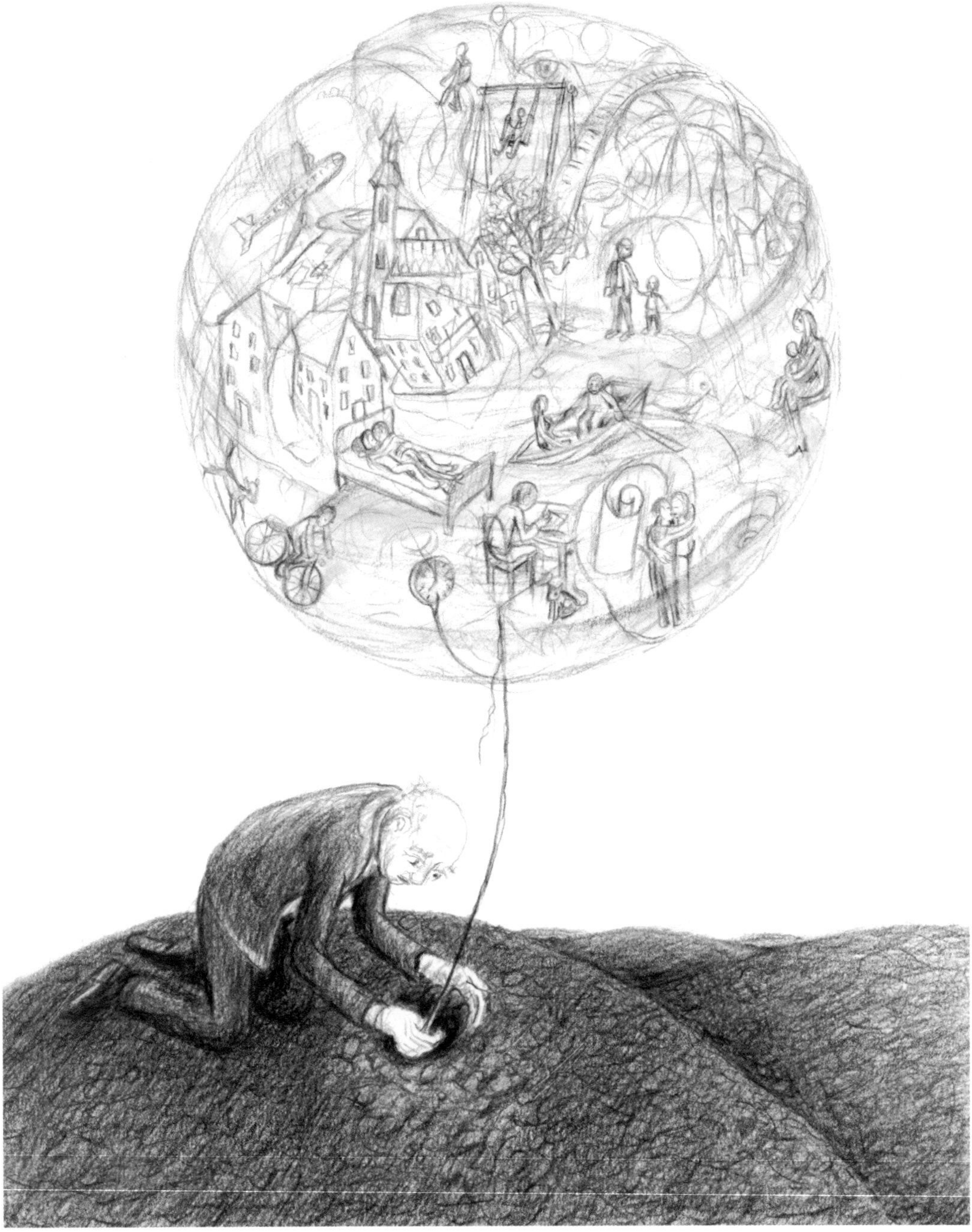

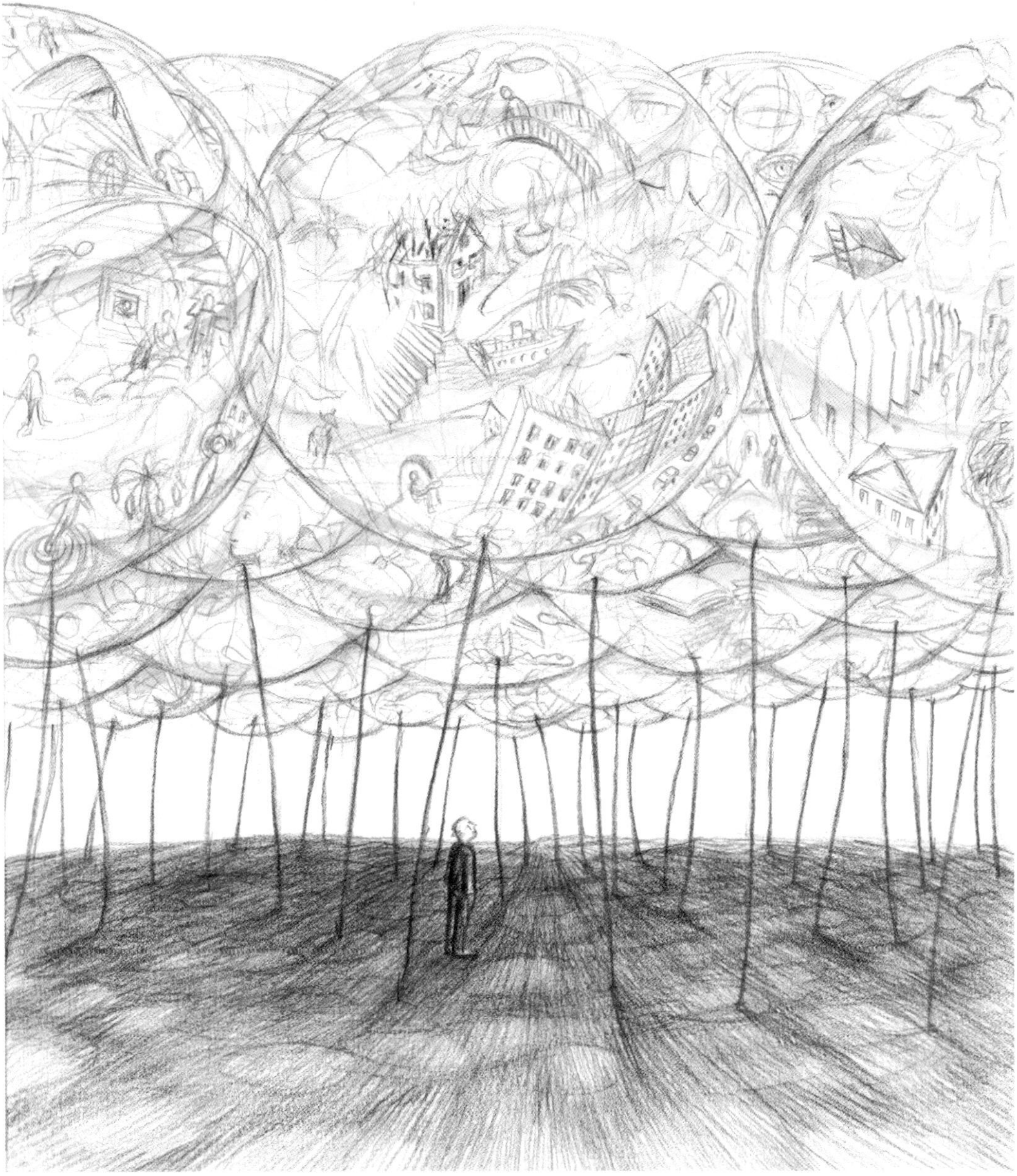

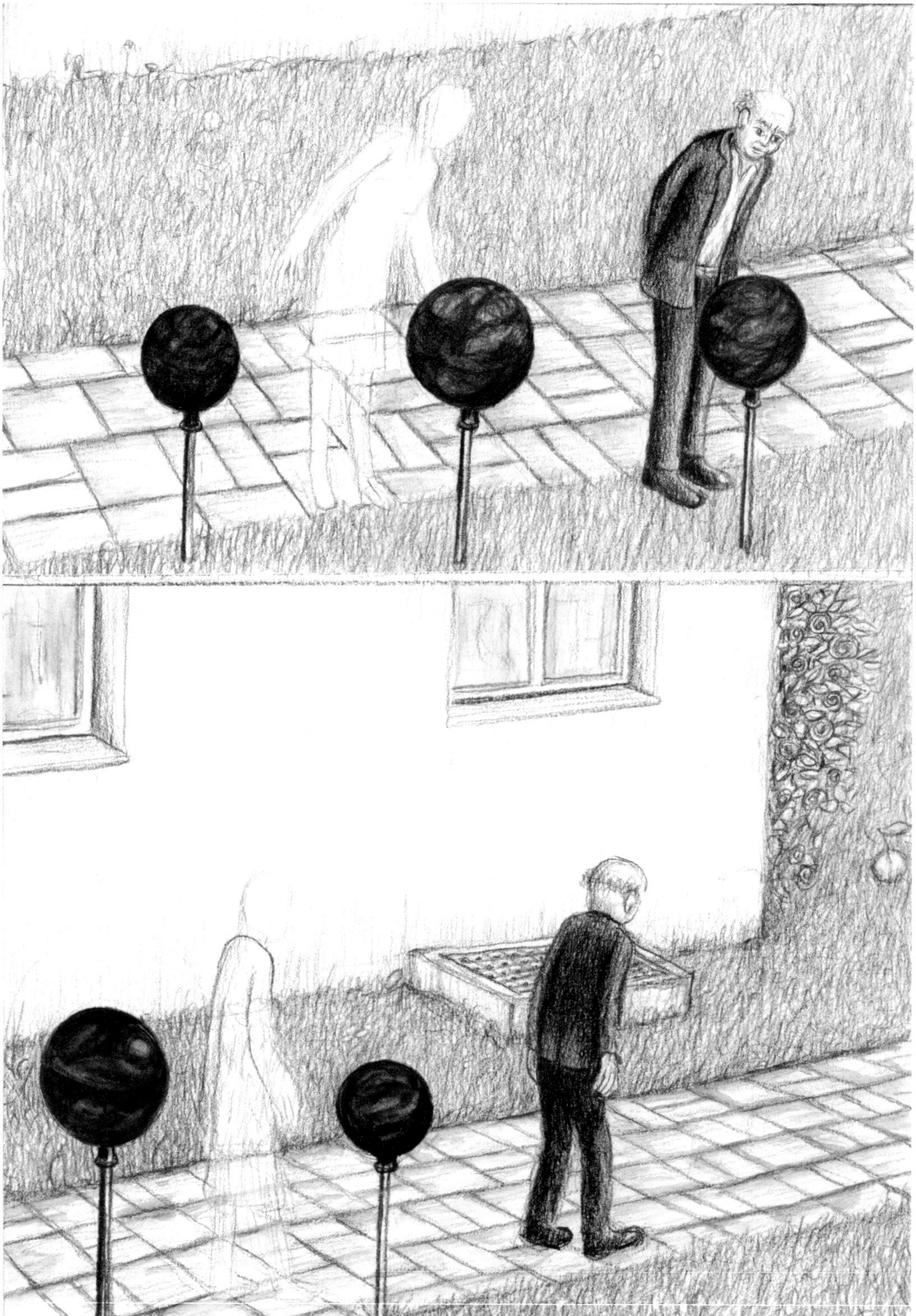

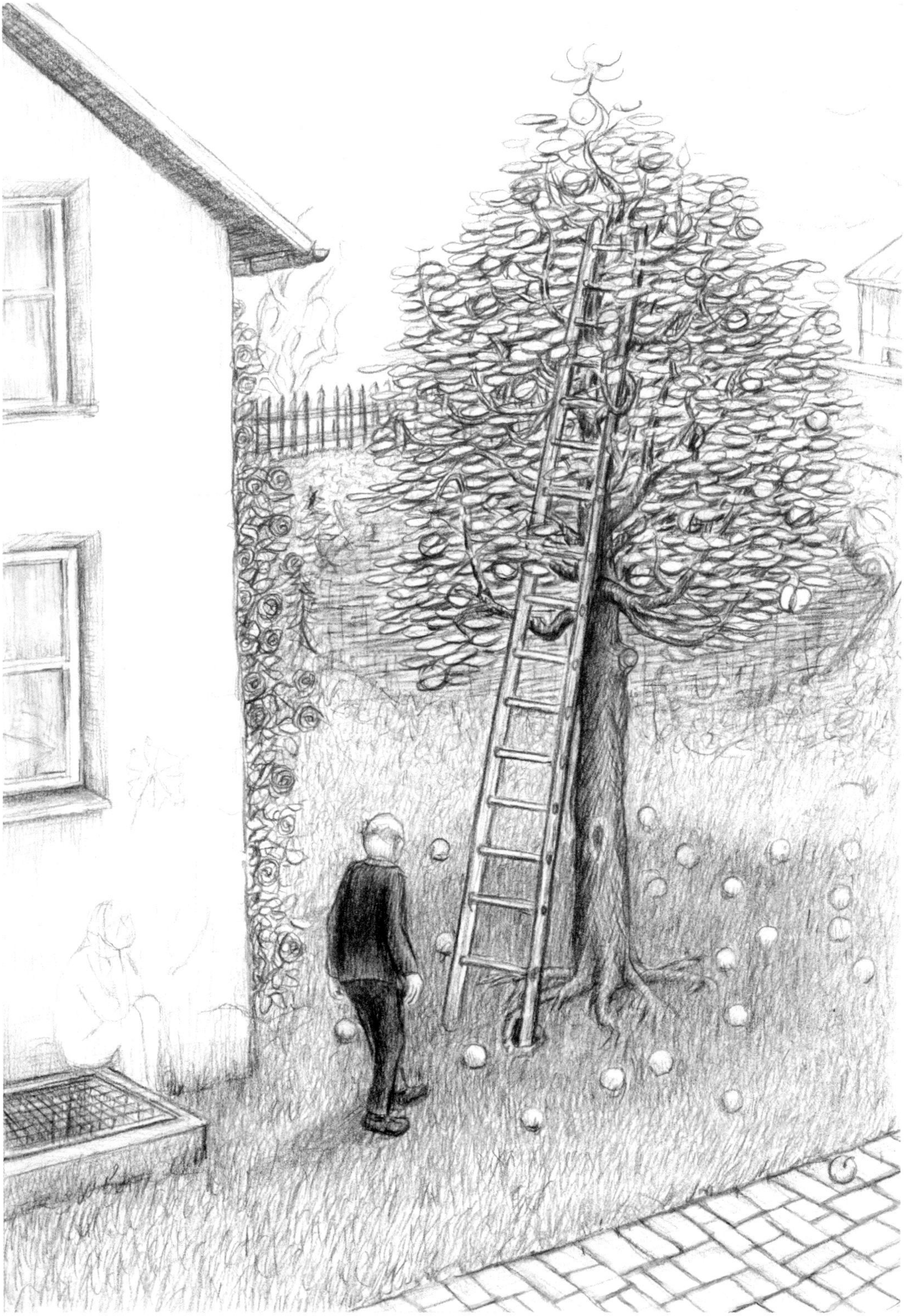

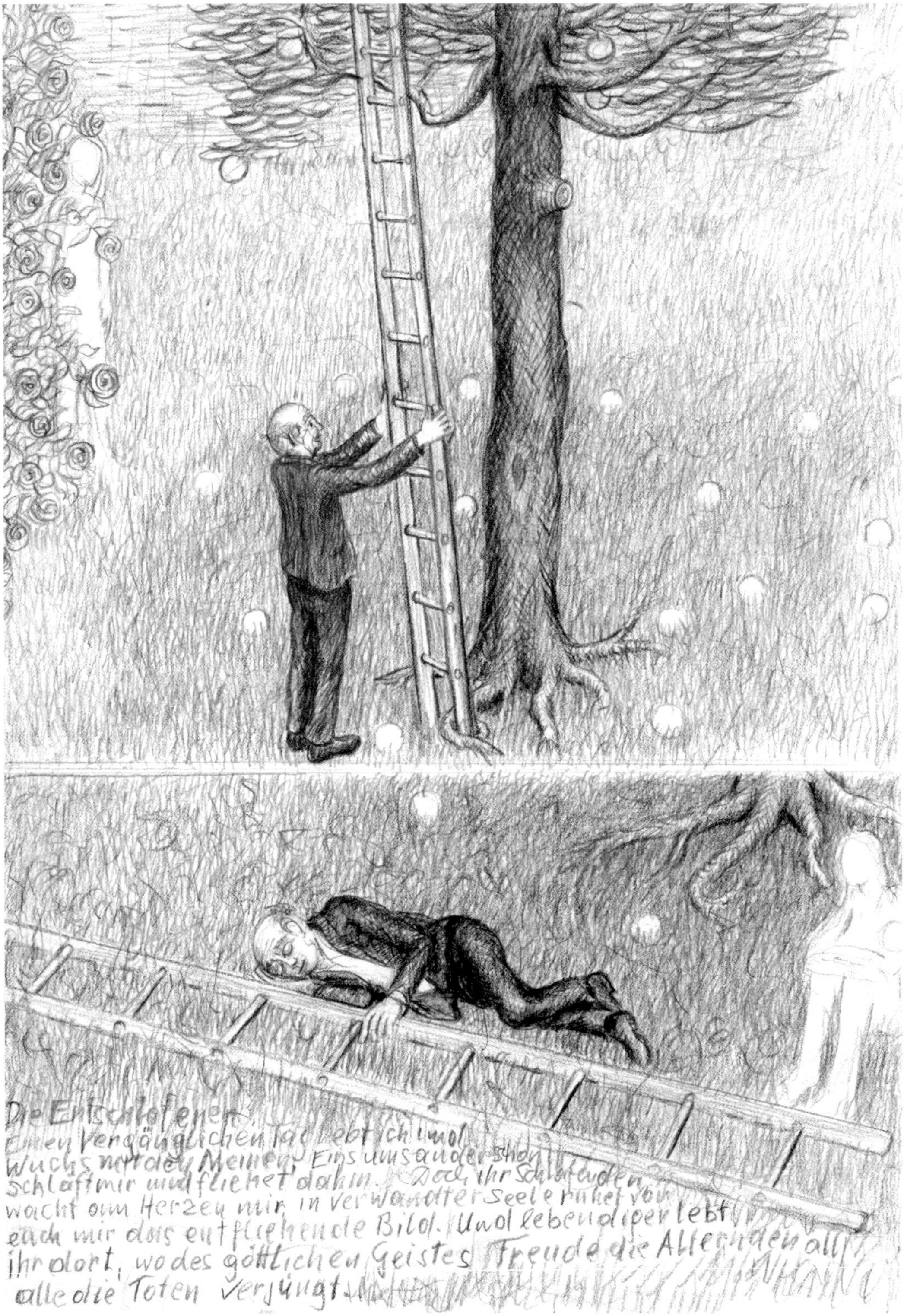
Die Entschlafenen
Einen vergänglichen Tag lebt ich und
wuchs mit den Meinen, Eins ums andere schon
schläft mir und fliehet dahin. Doch ihr Schlafenden
wacht am Herzen mir, in verwandter Seele ruhet von
euch mir das entfliehende Bild. Und lebendiger lebt
ihr dort, wo des göttlichen Geistes Freude die Alternden all,
alle die Toten verjüngt.

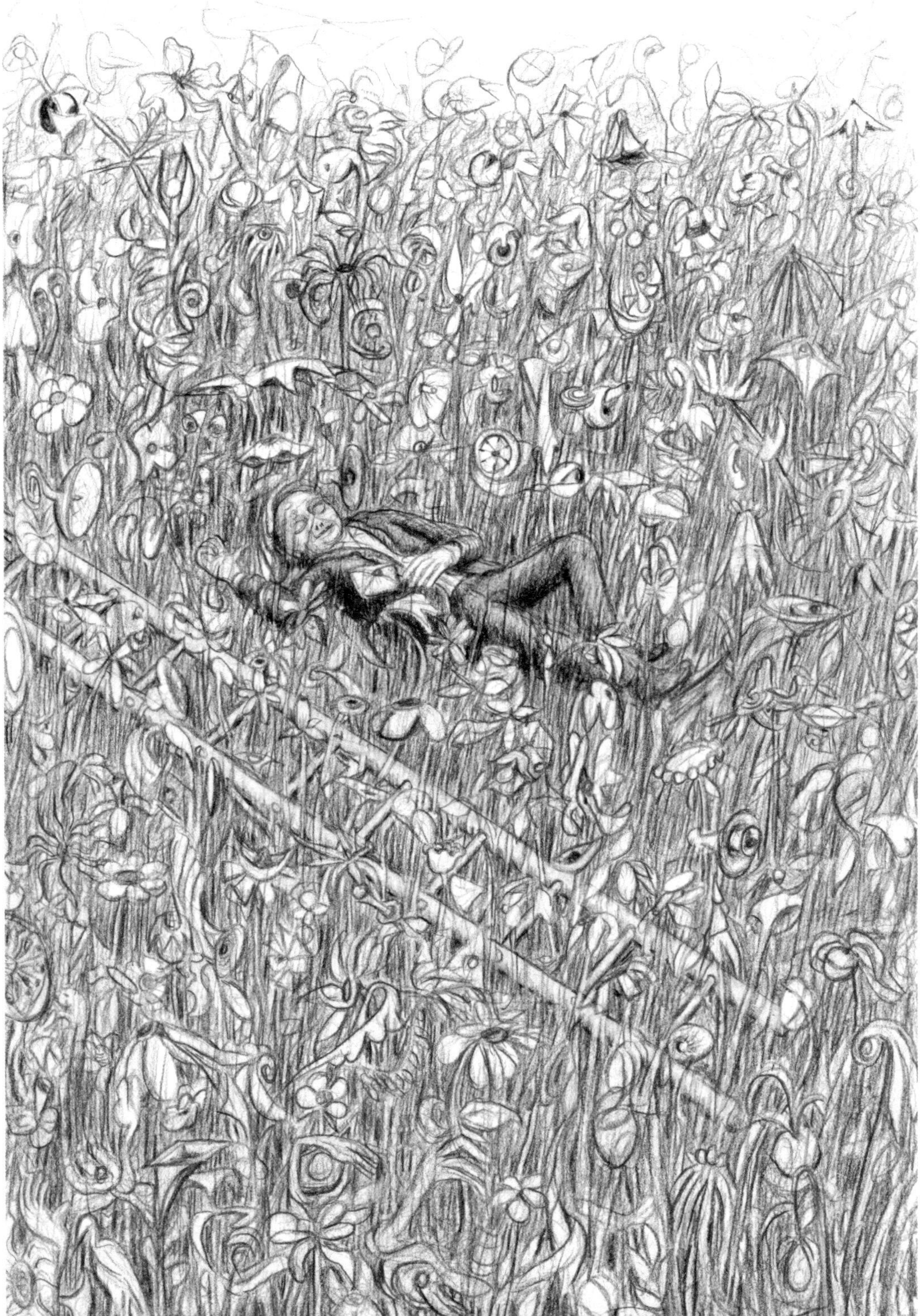

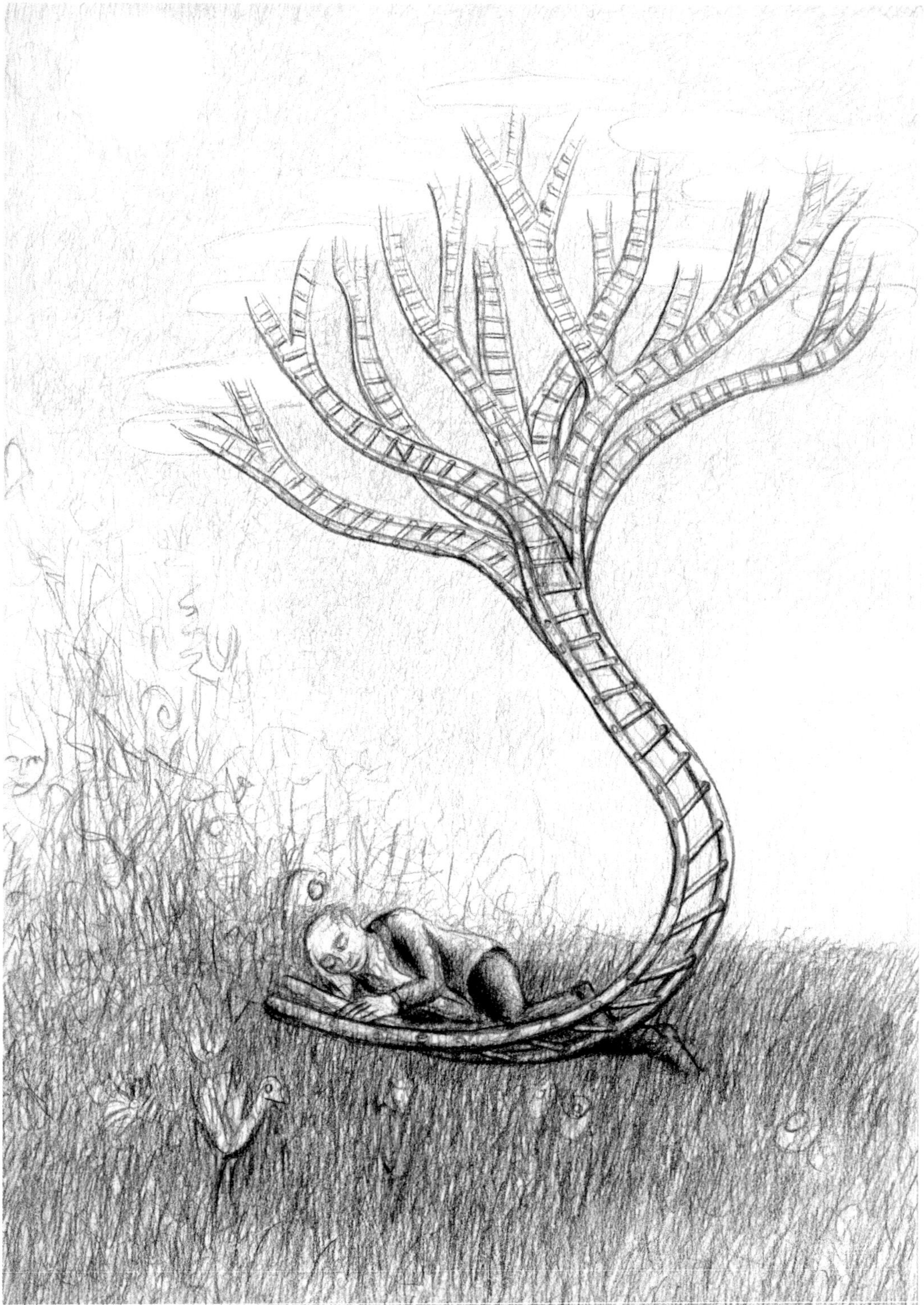

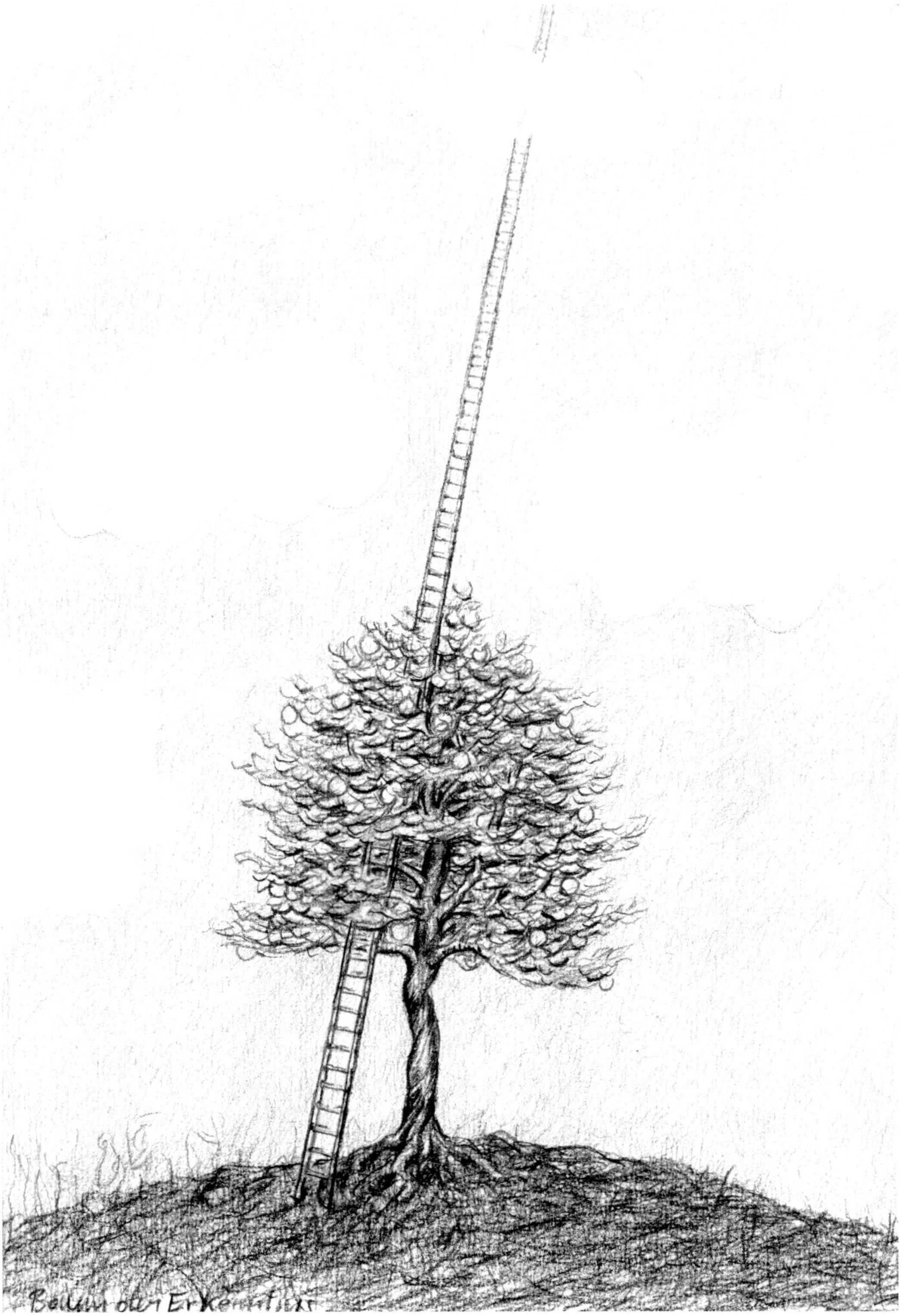
Baum der Erkenntnis

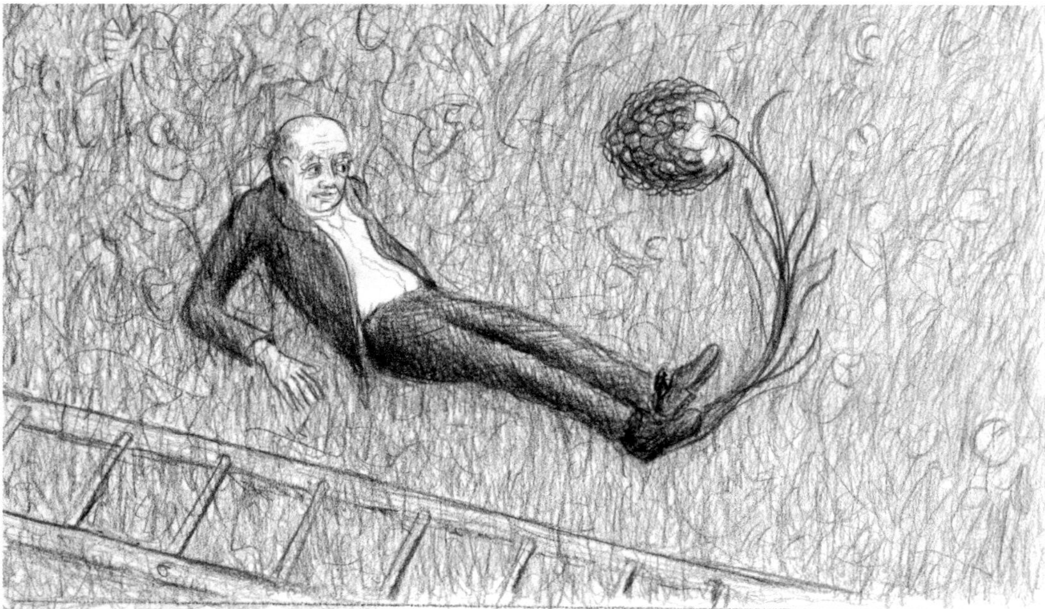

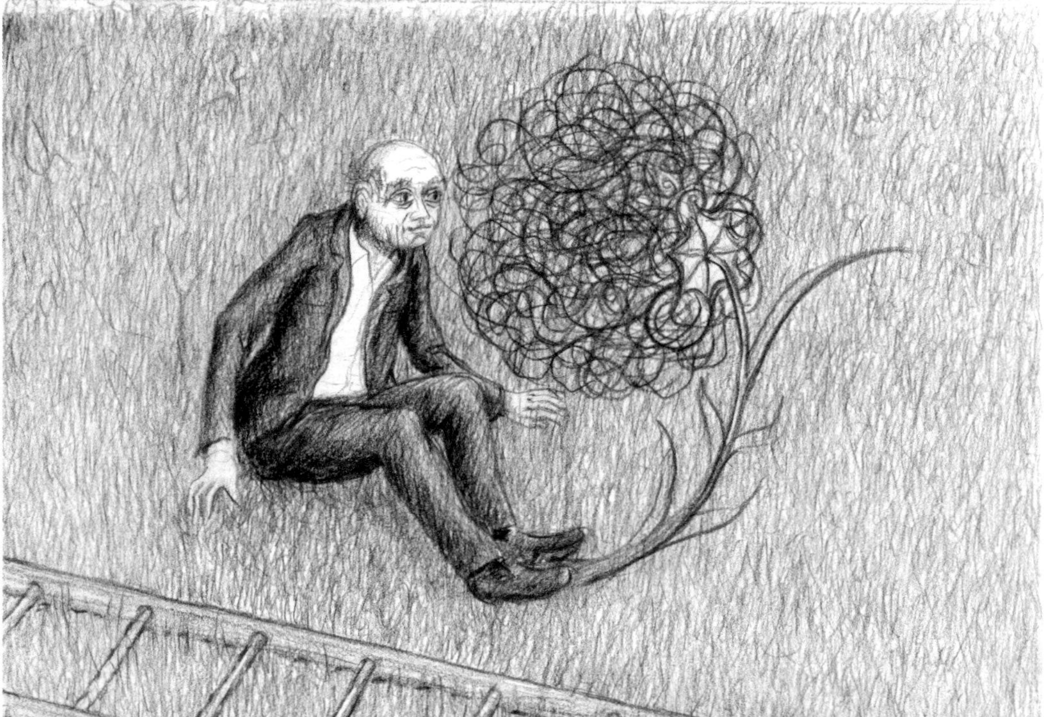

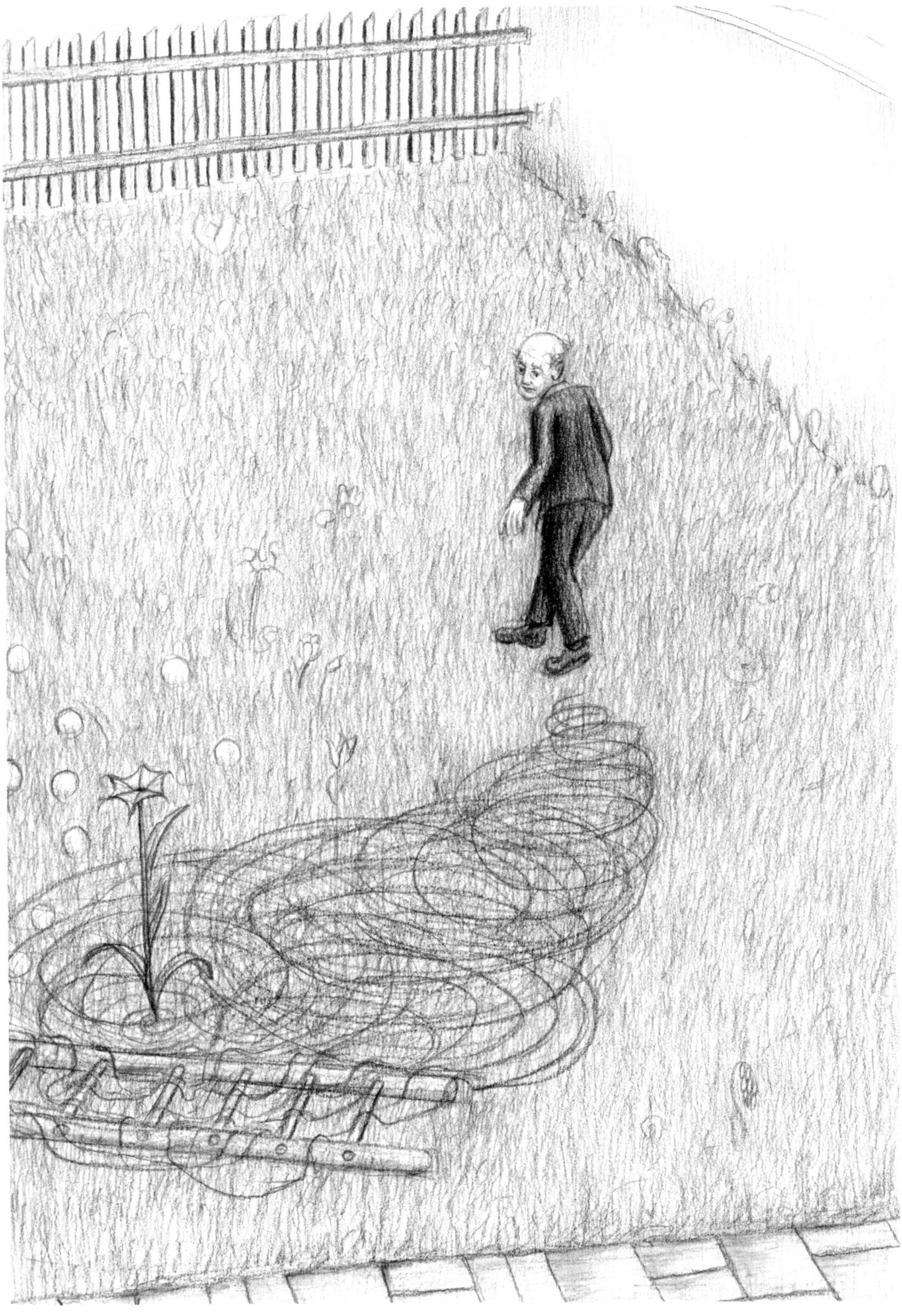

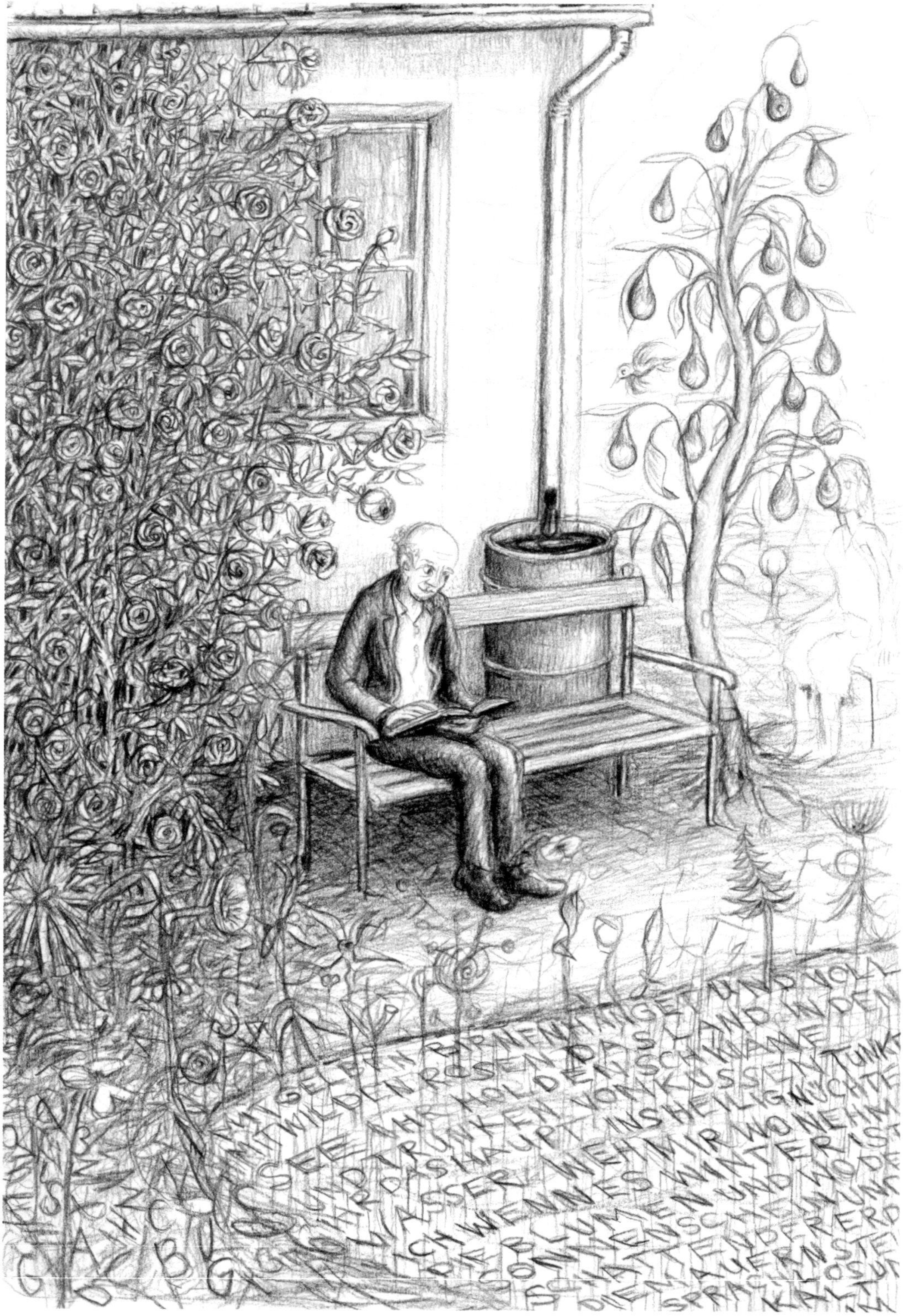

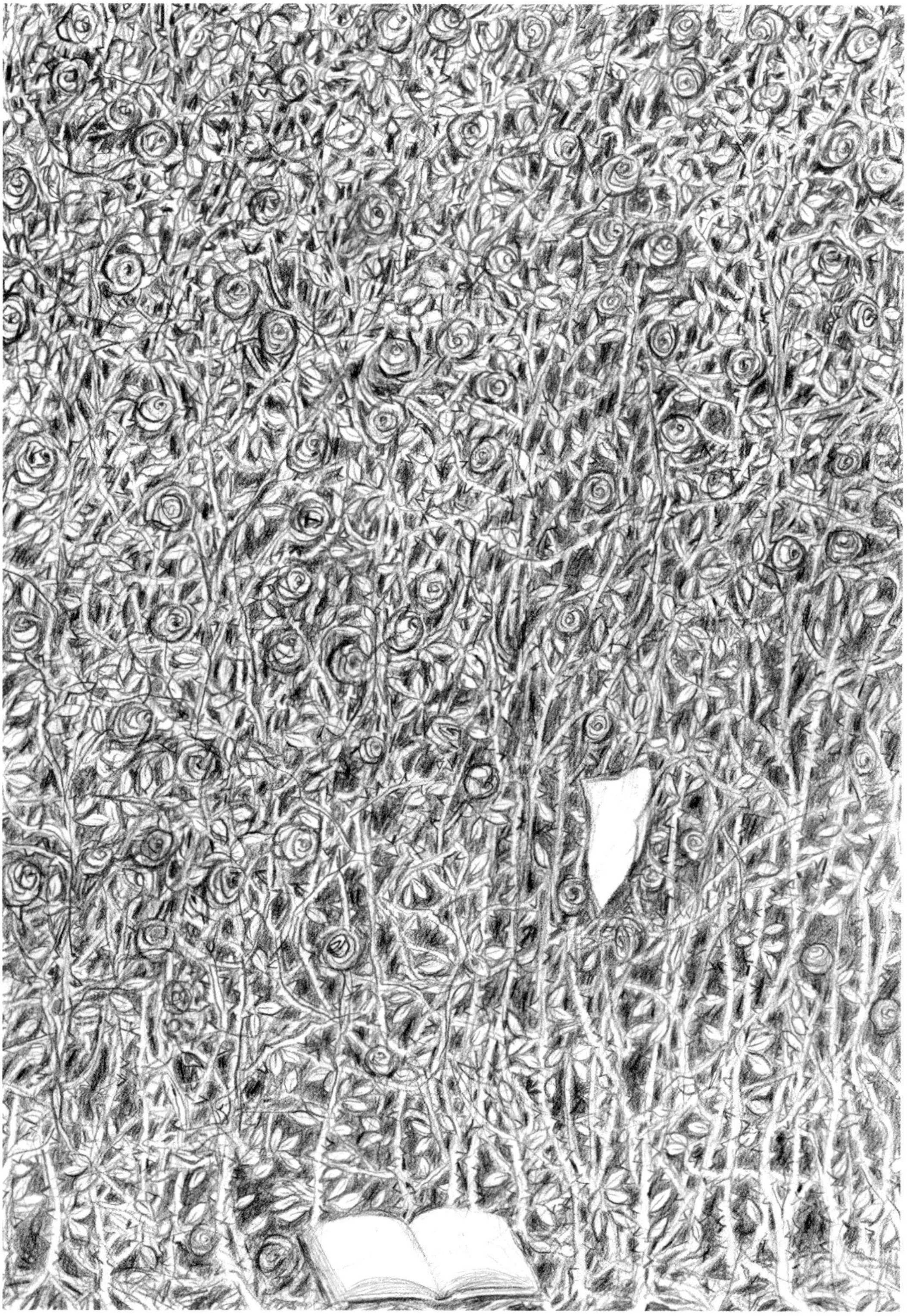

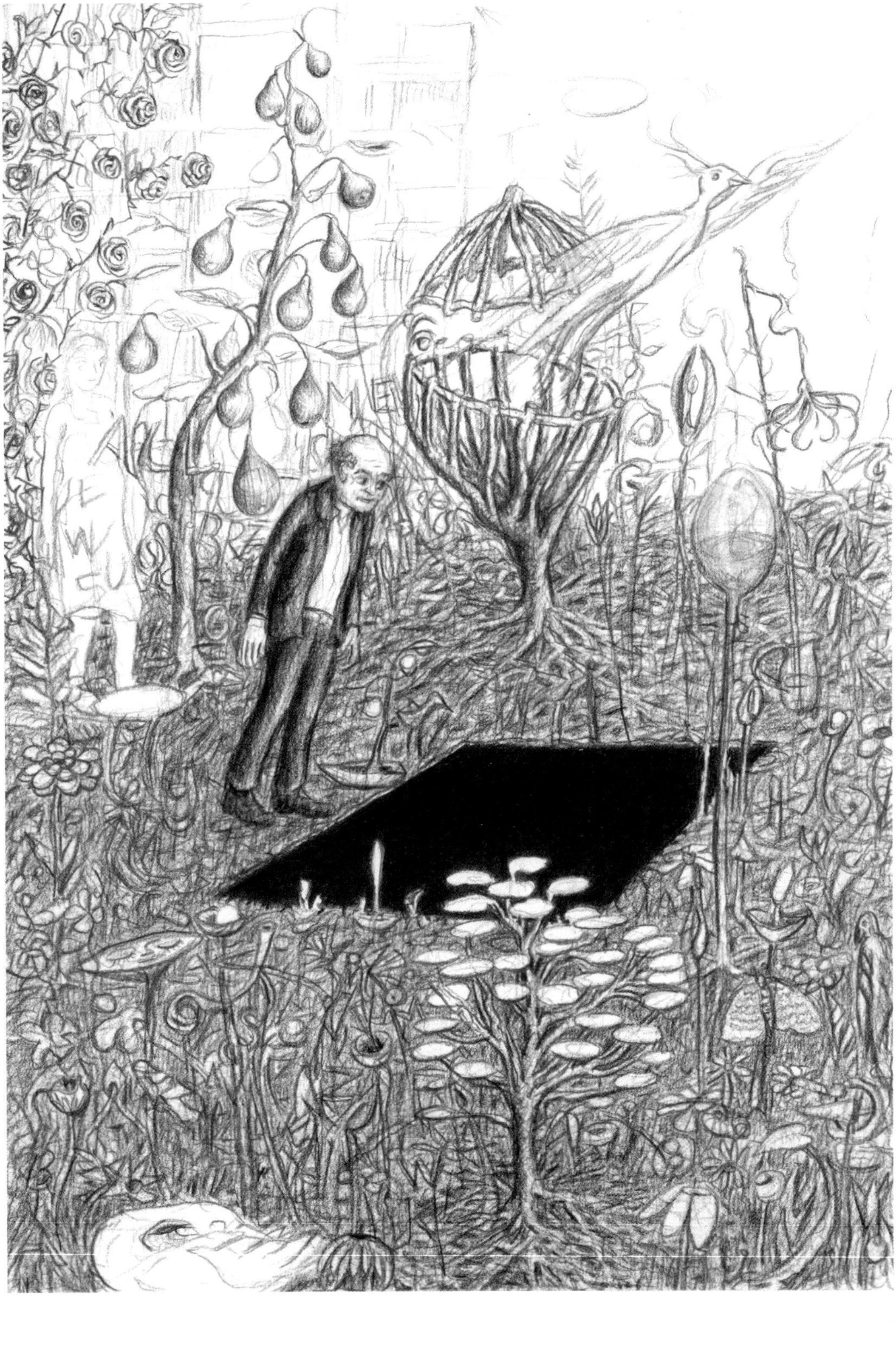

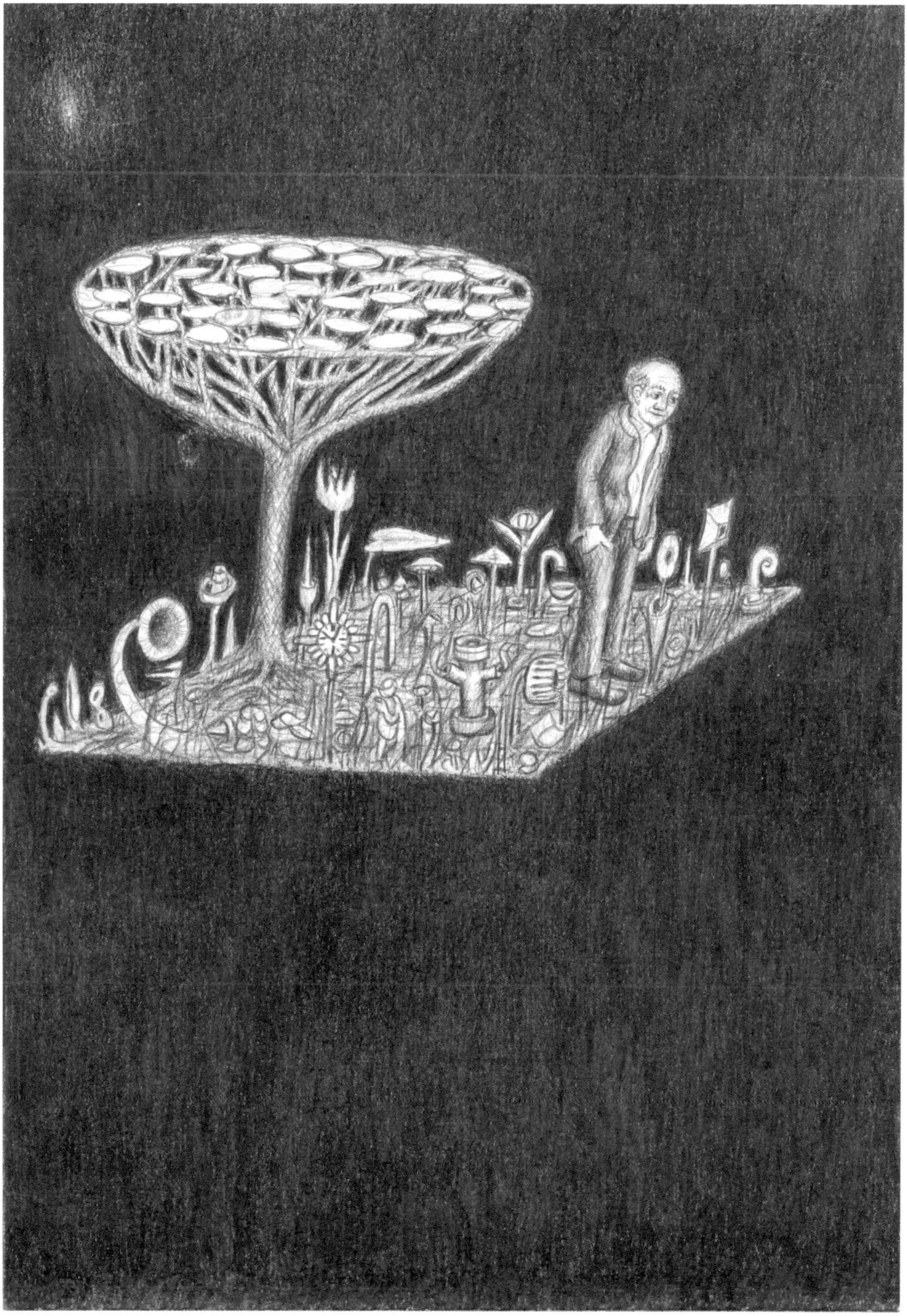

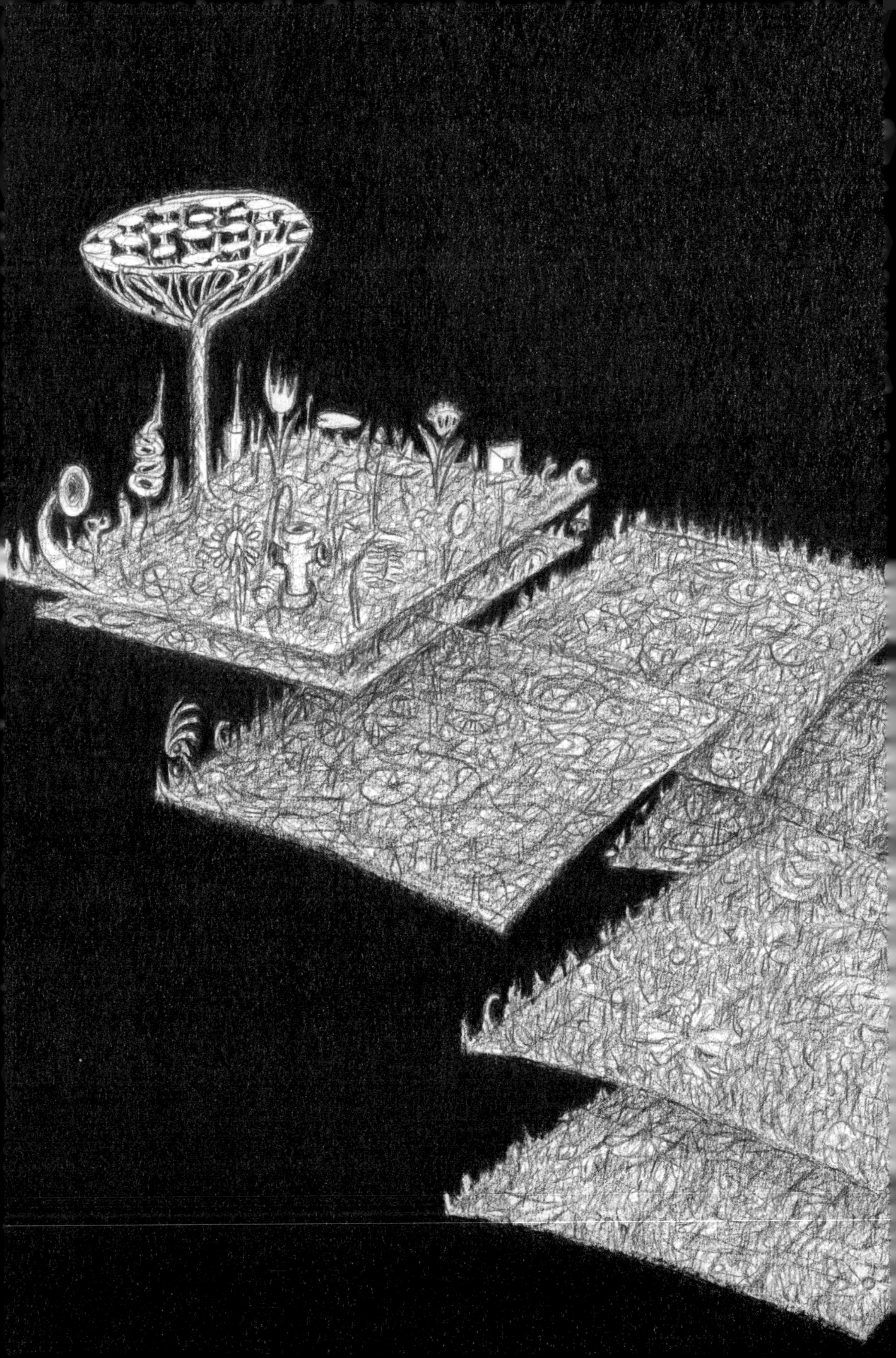

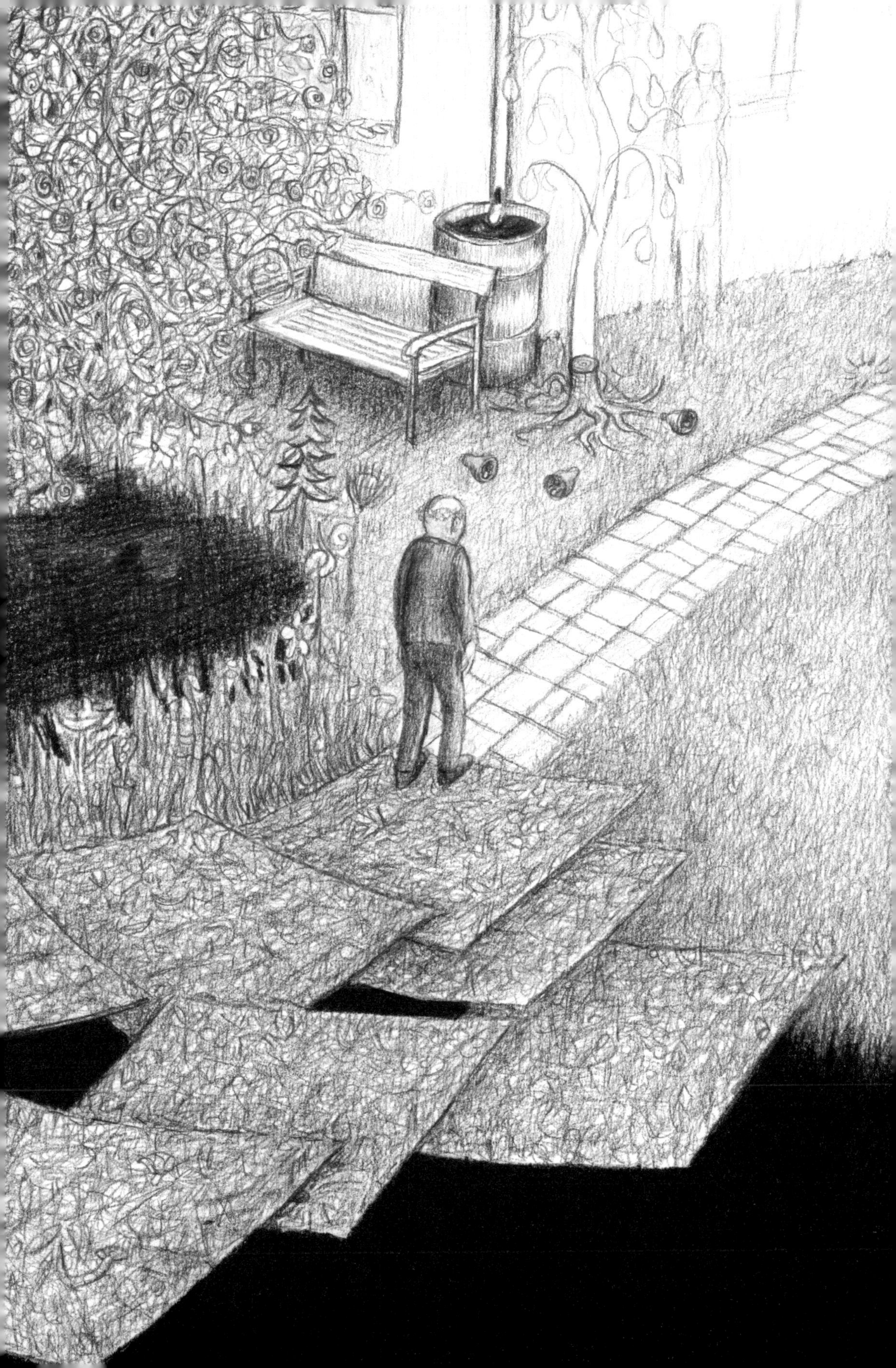

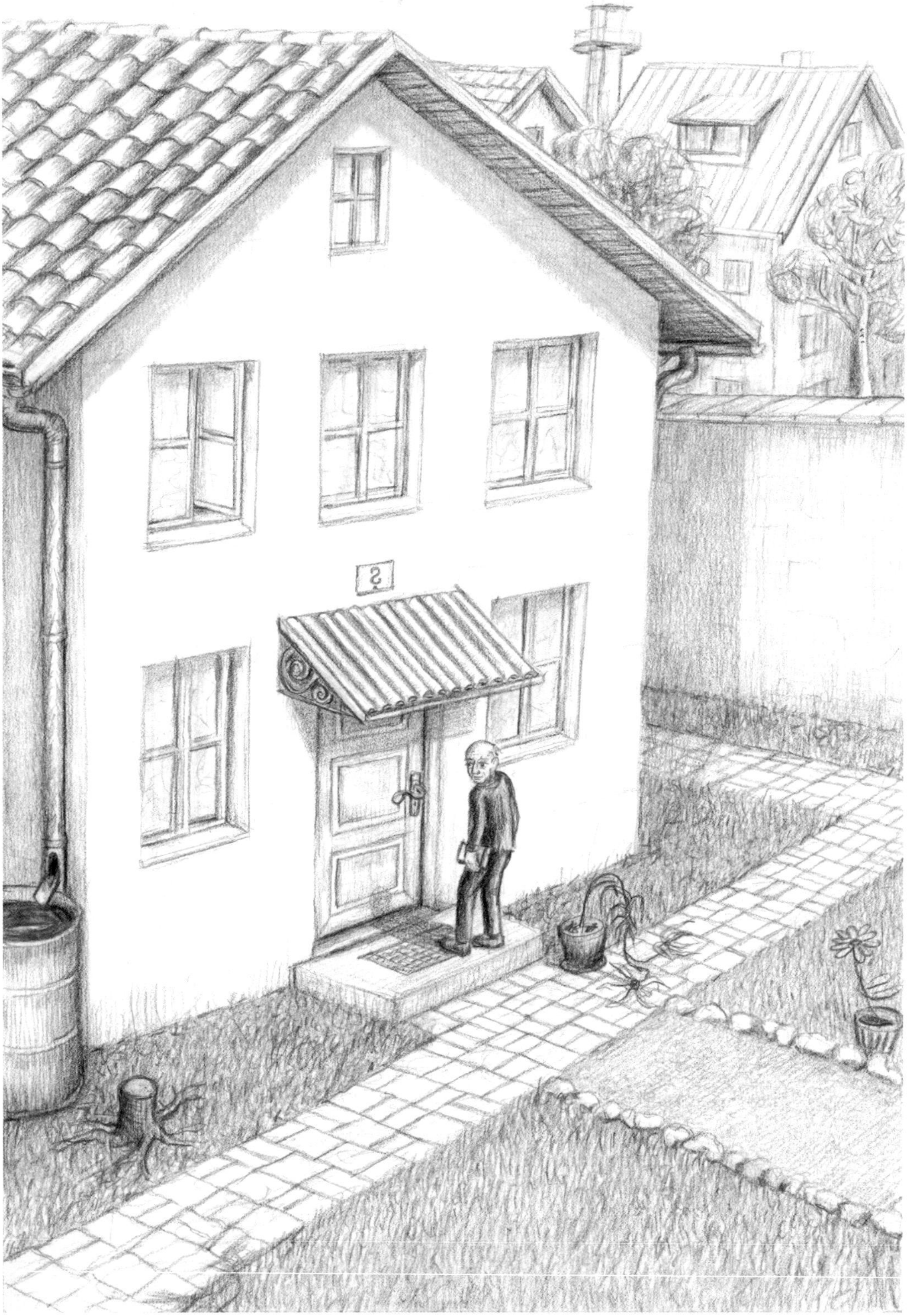

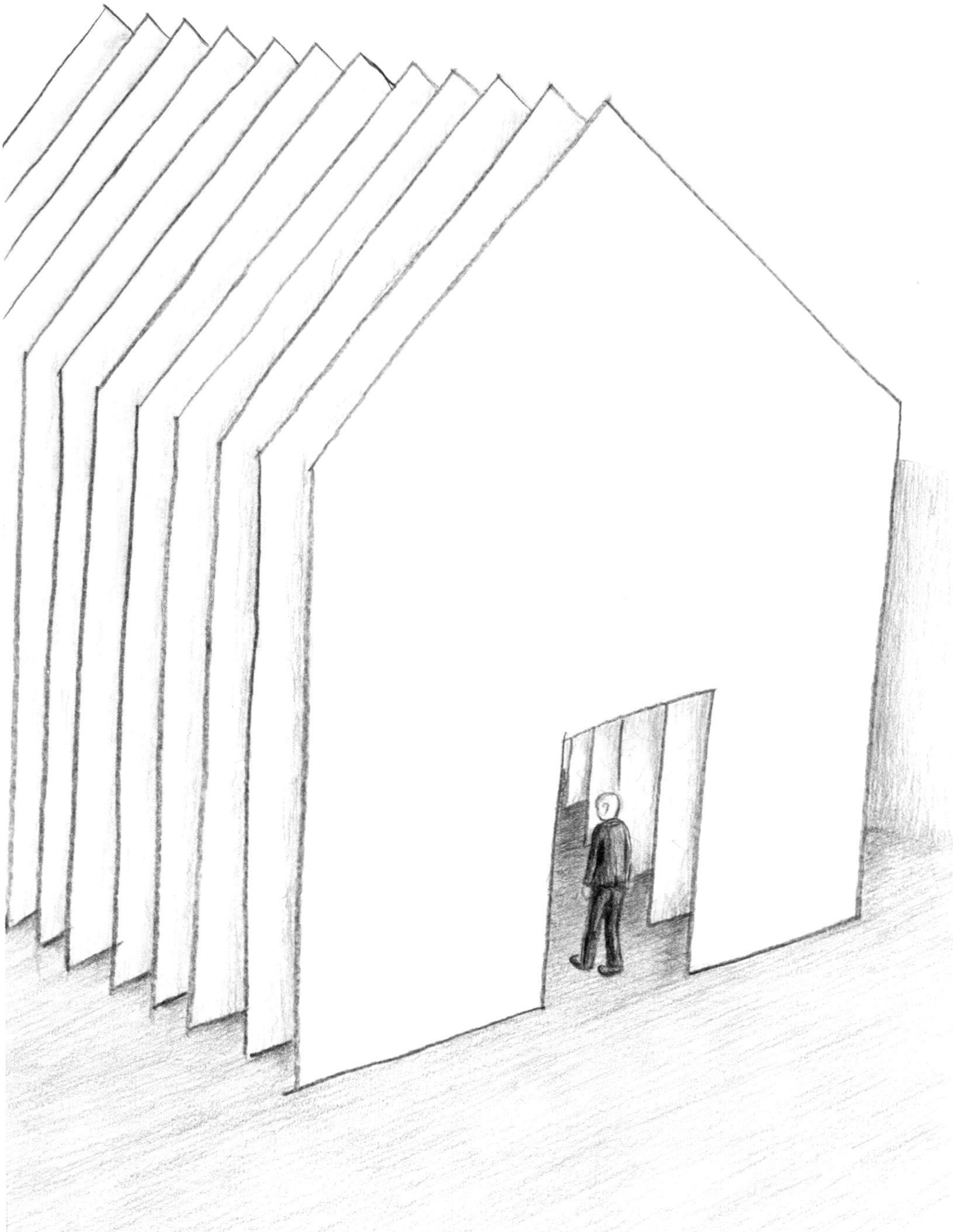

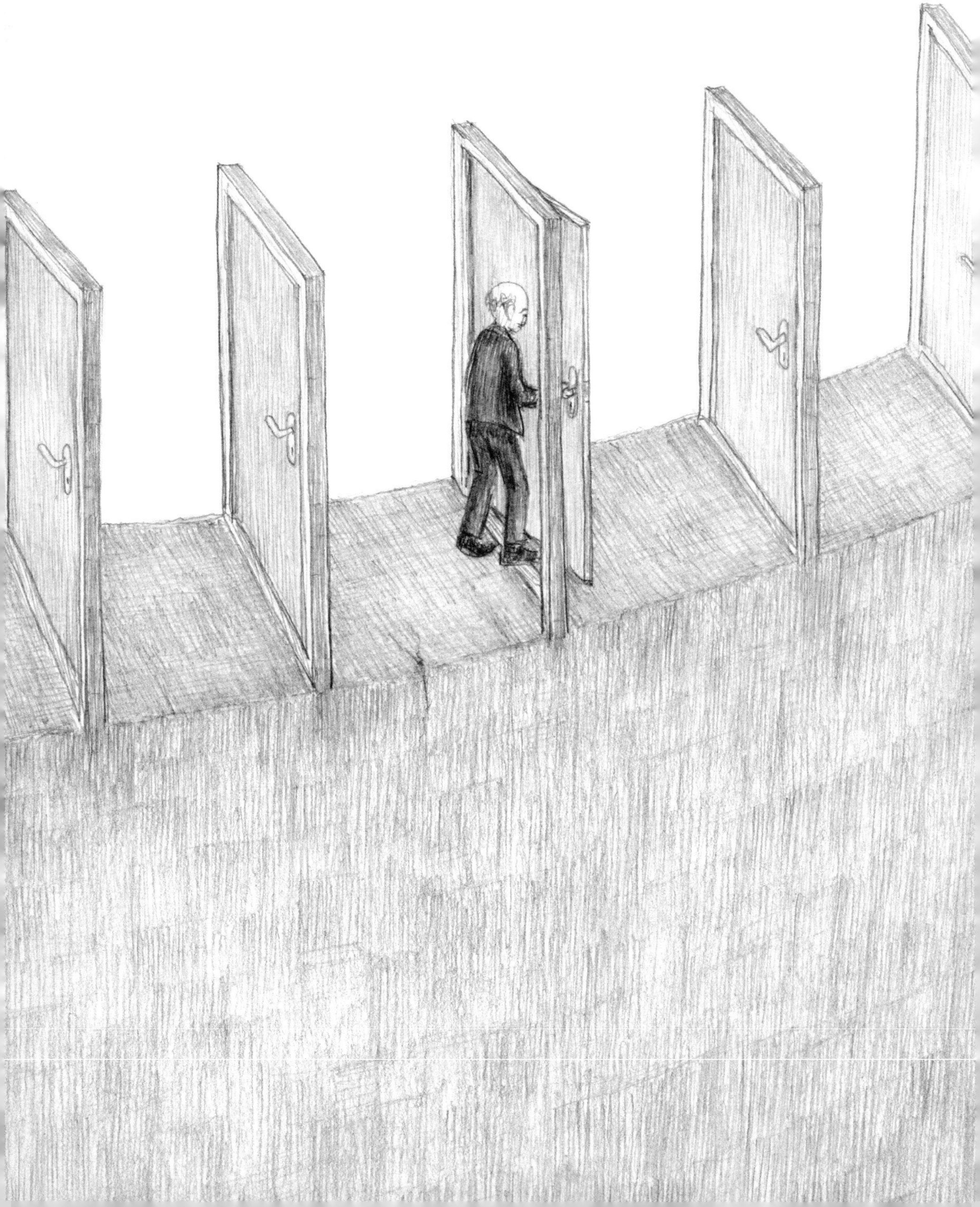

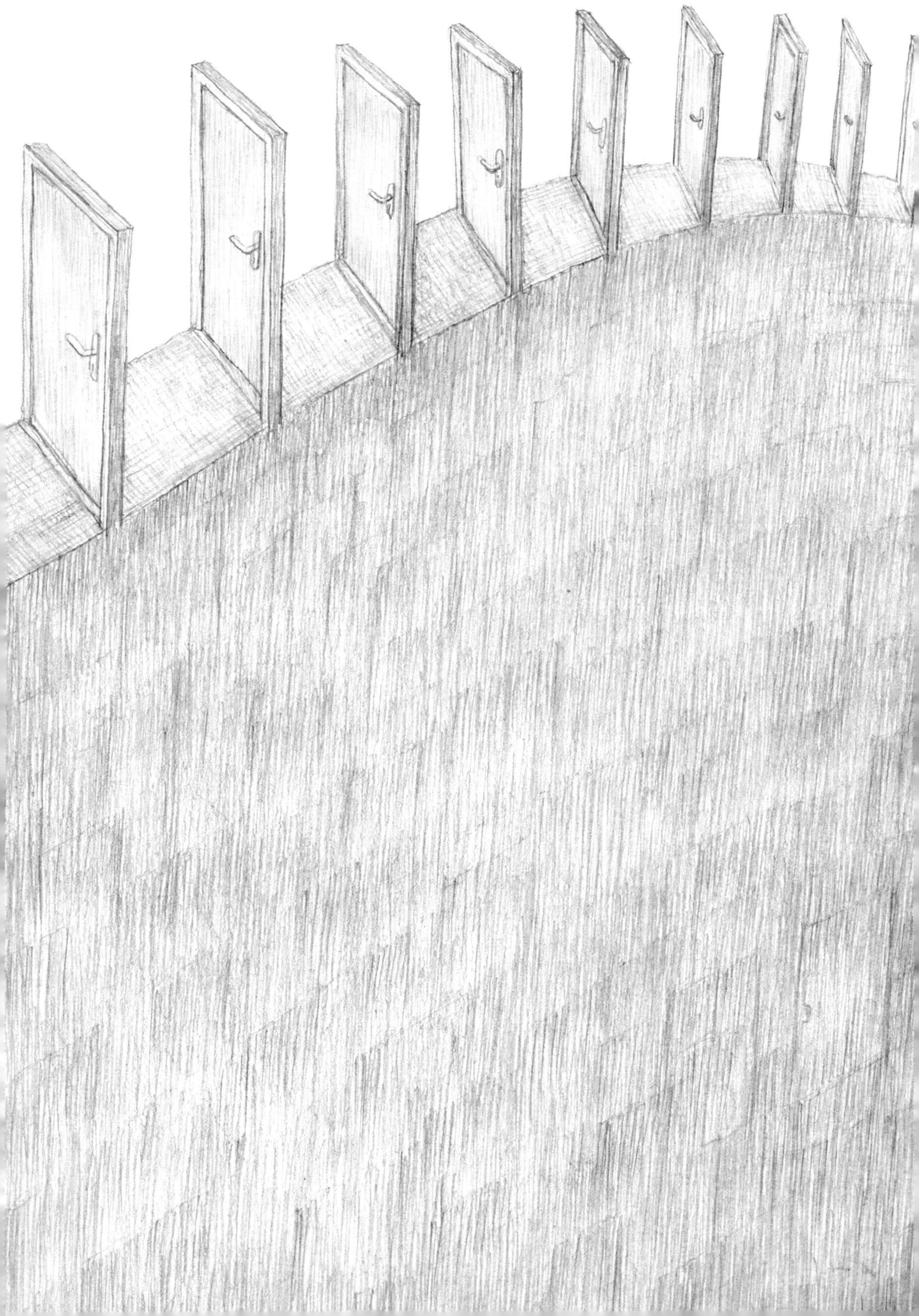

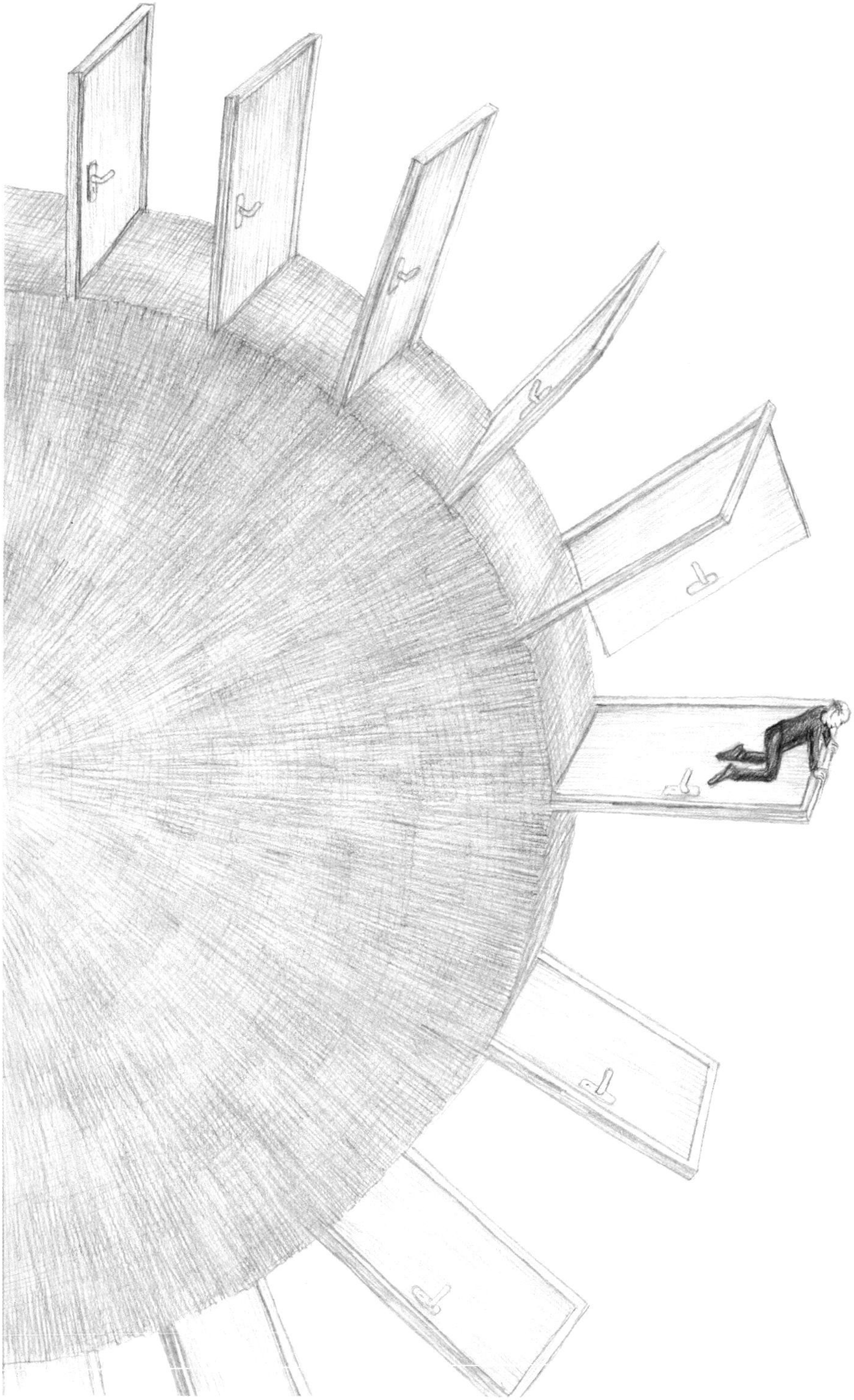

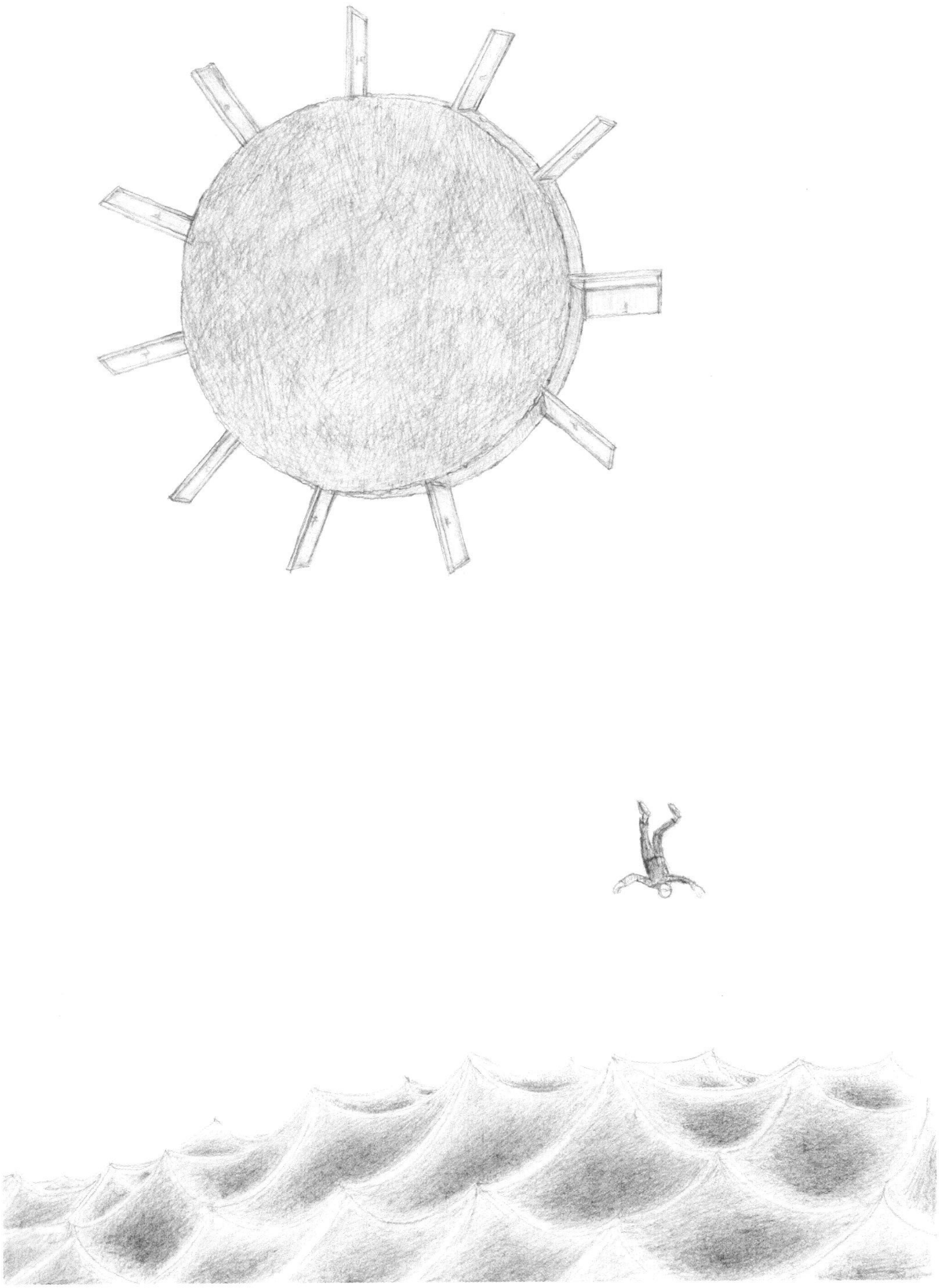

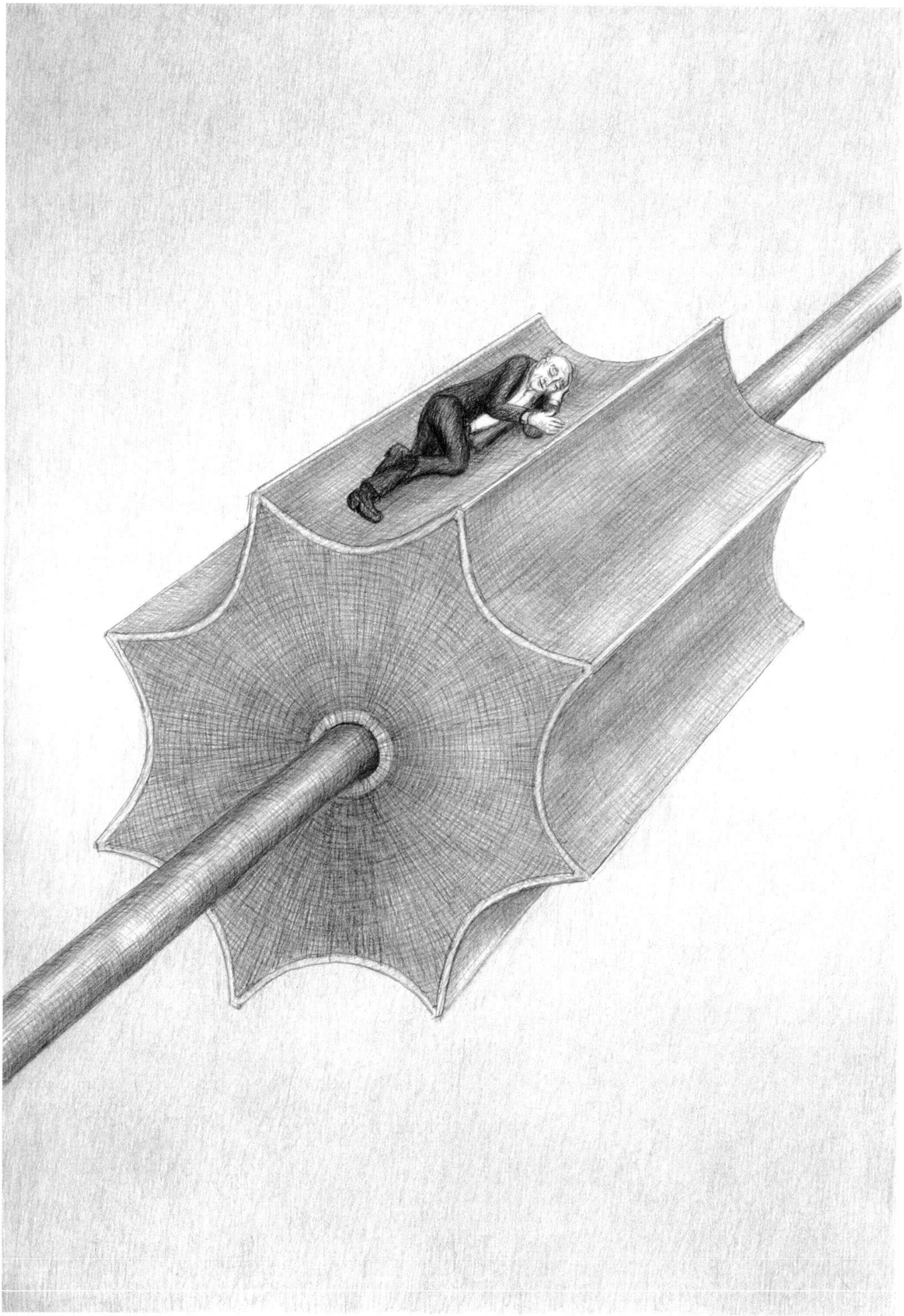

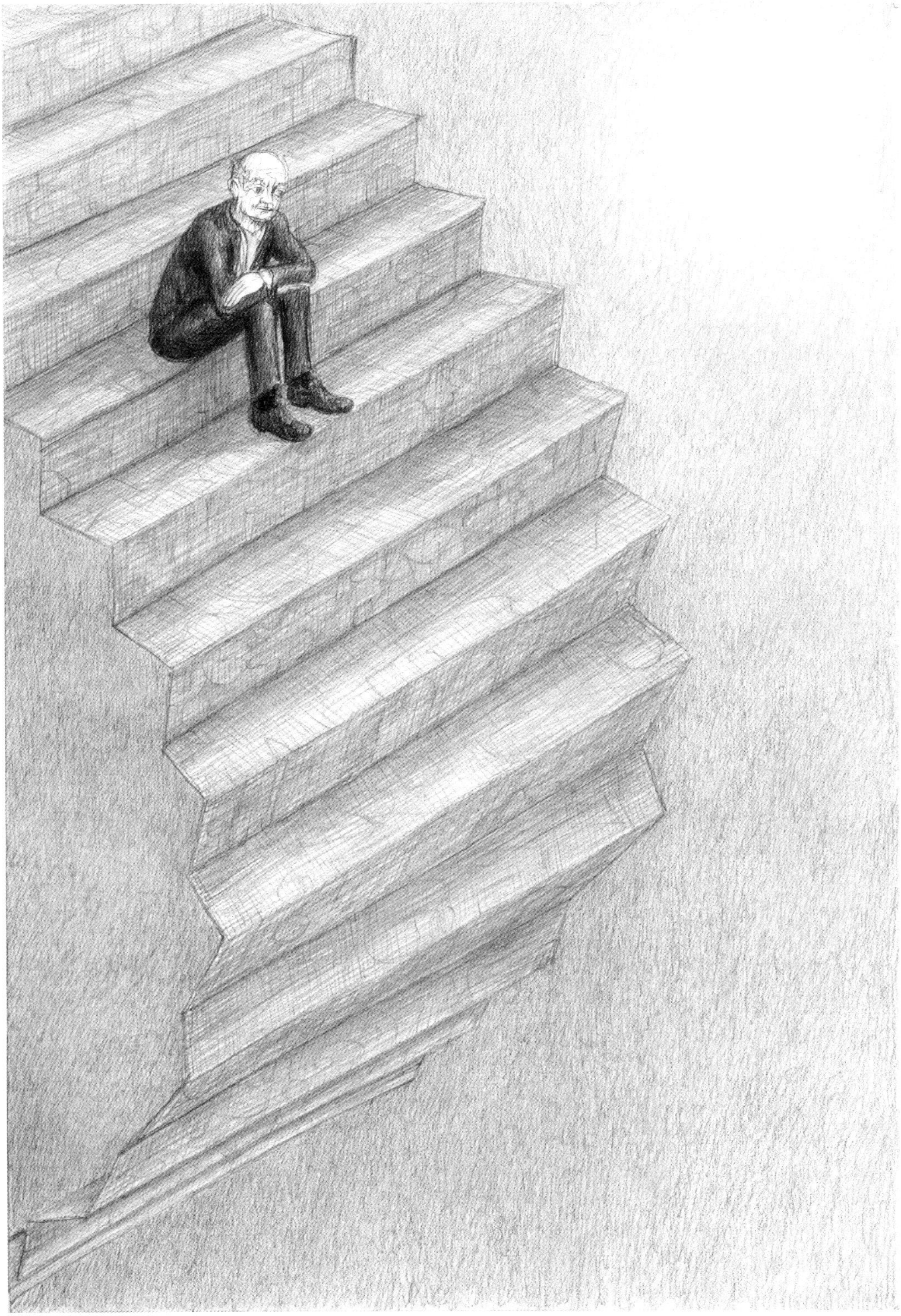

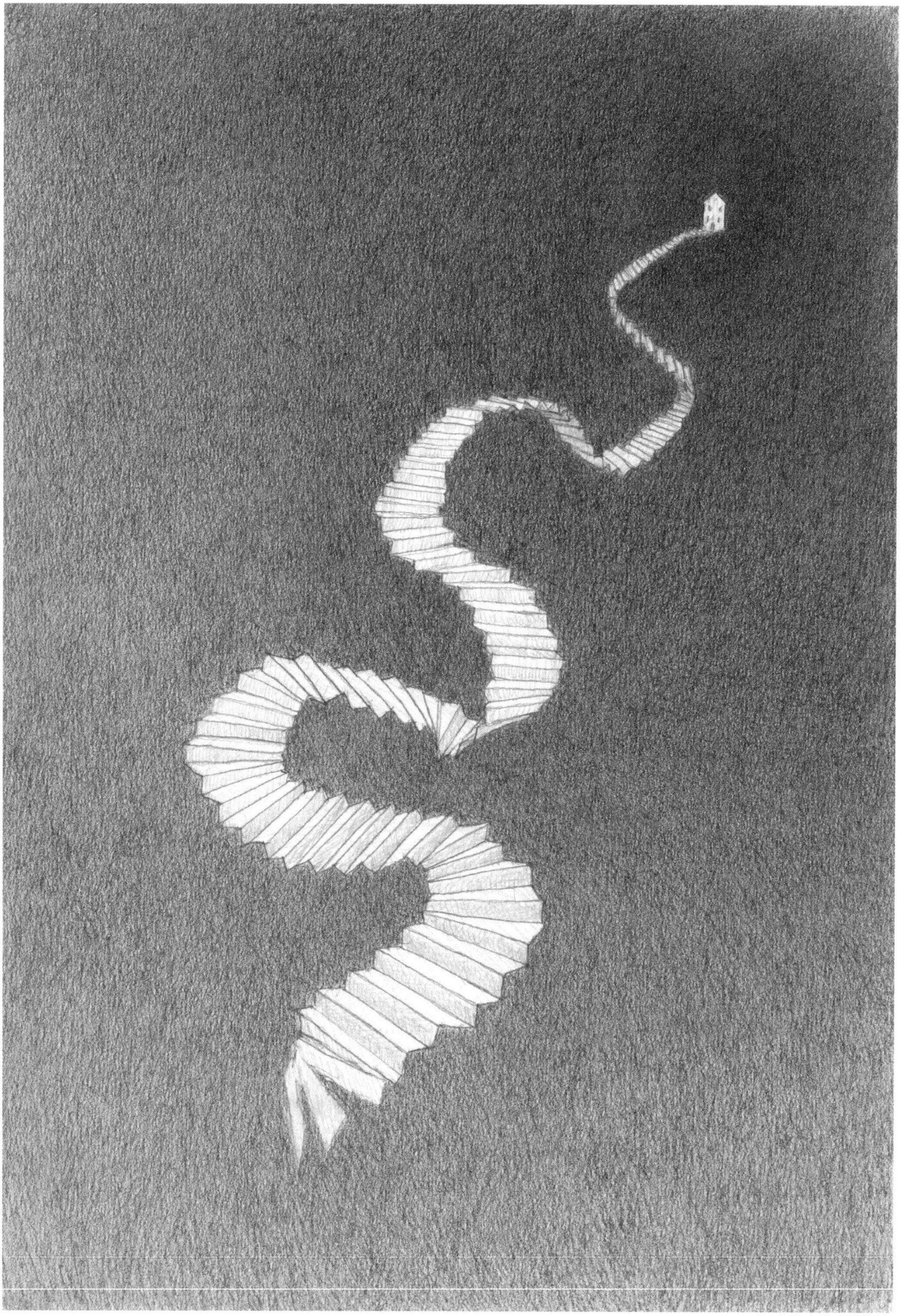

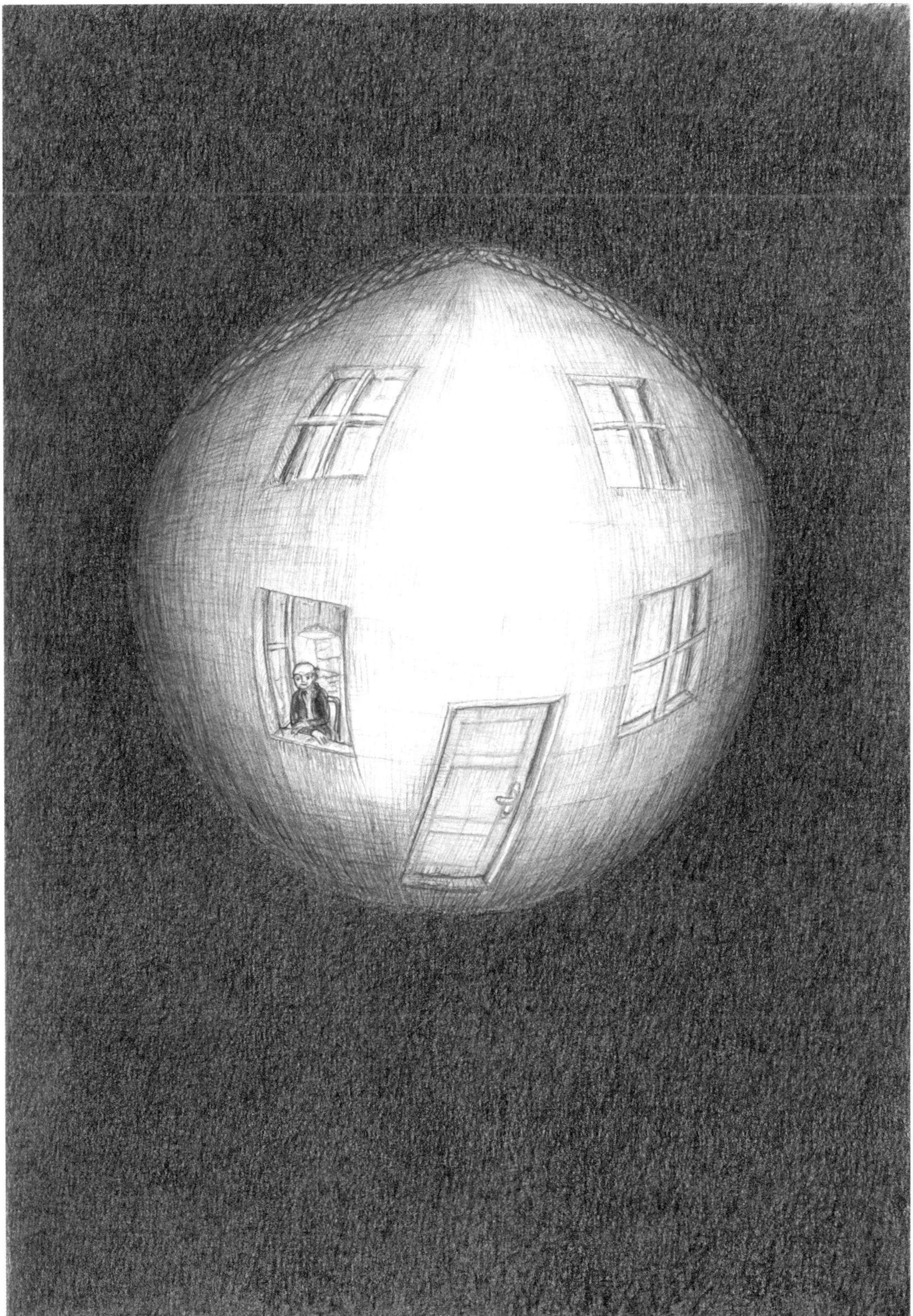

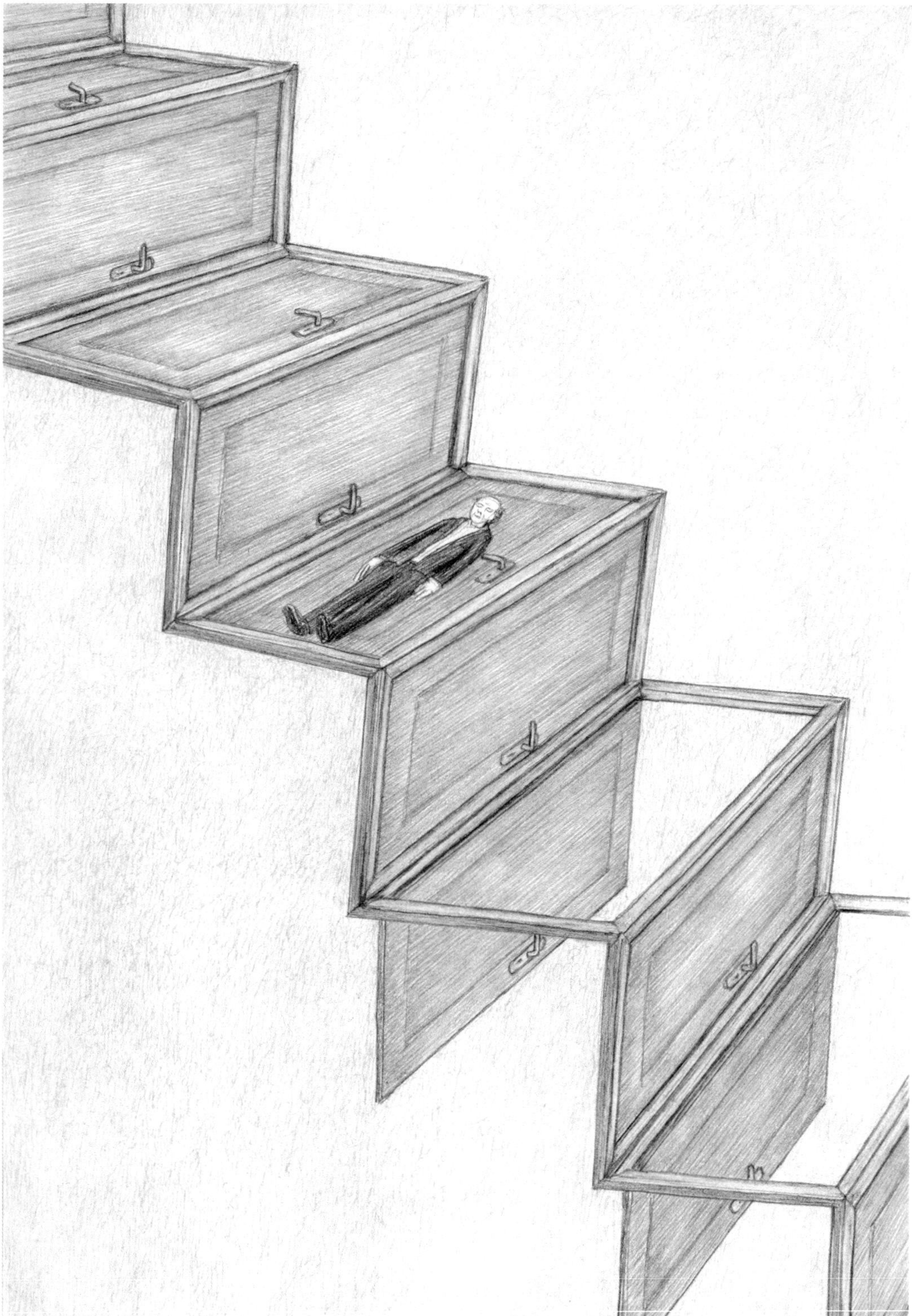

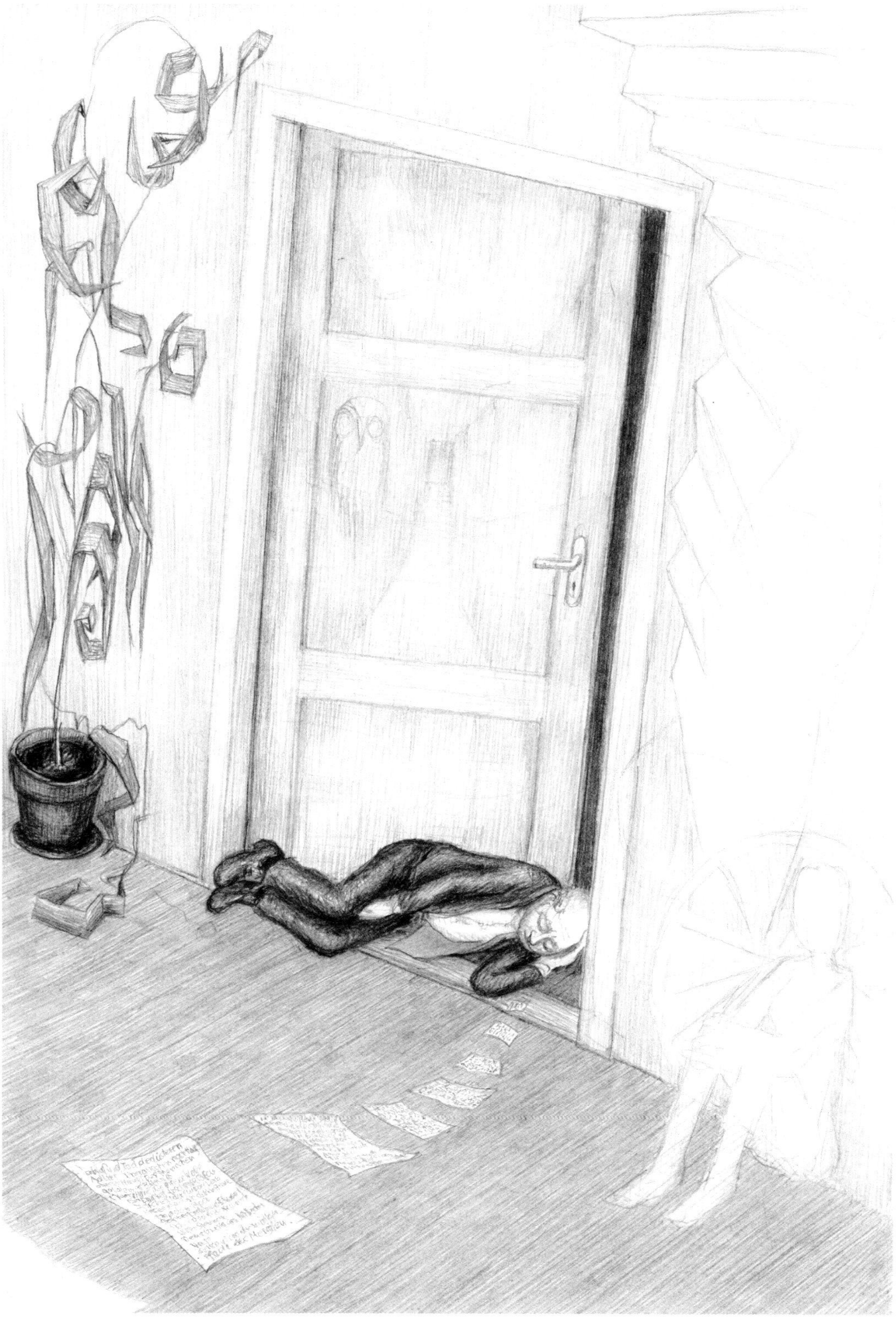

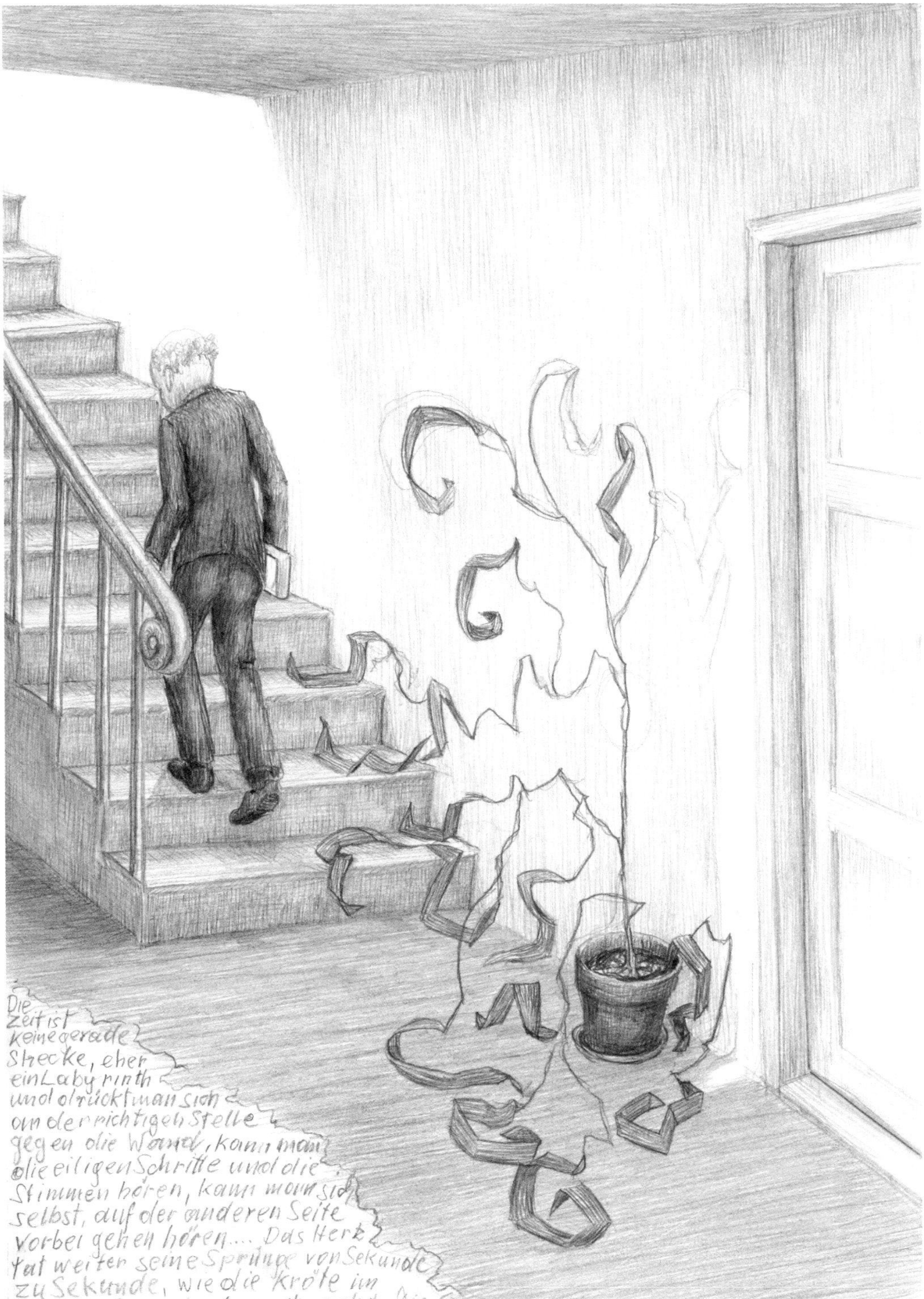
Die
Zeit ist
keine gerade
Strecke, eher
ein Labyrinth
und drückt man sich
an der richtigen Stelle
gegen die Wand, kann man
die eiligen Schritte und die
Stimmen hören, kann man sich
selbst, auf der anderen Seite
vorbei gehen hören.... Das Herz
tat weiter seine Sprünge von Sekunde
zu Sekunde, wie die Kröte im
nassen Gras der Augustnacht. Die
unbeantworteten Briefe ballen sich hoch oben

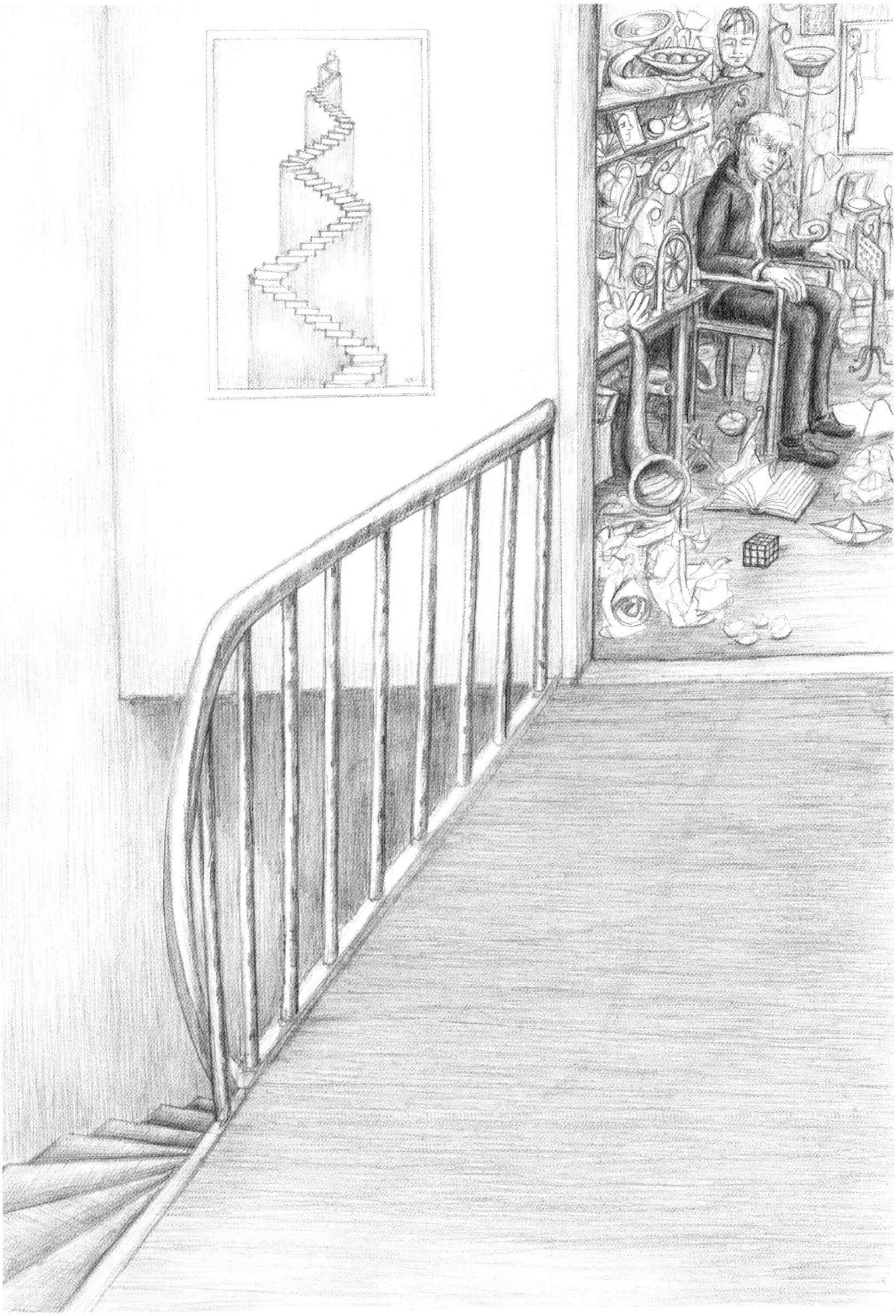

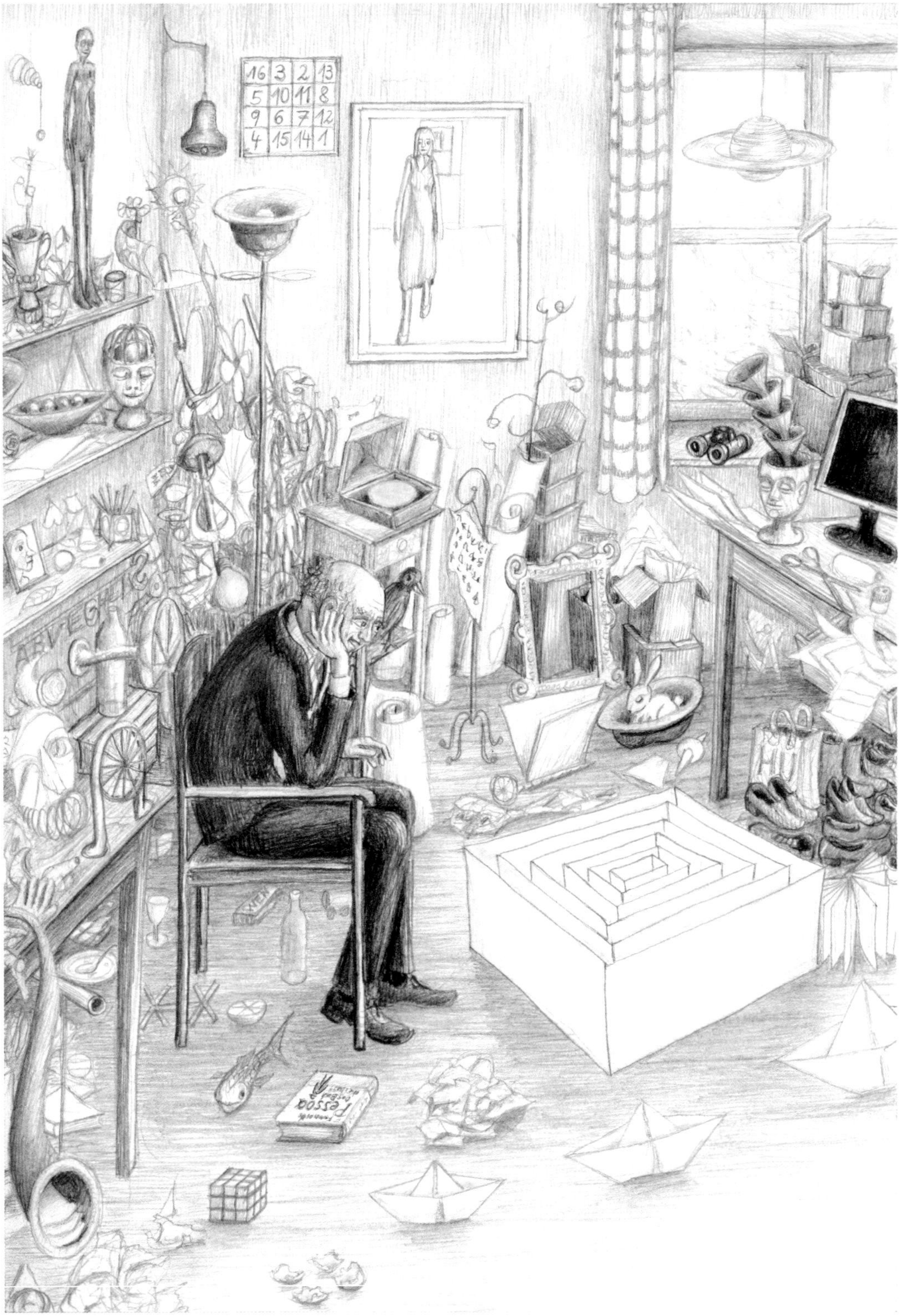
16 3 2 13
5 10 11 8
9 6 7 12
4 15 14 1

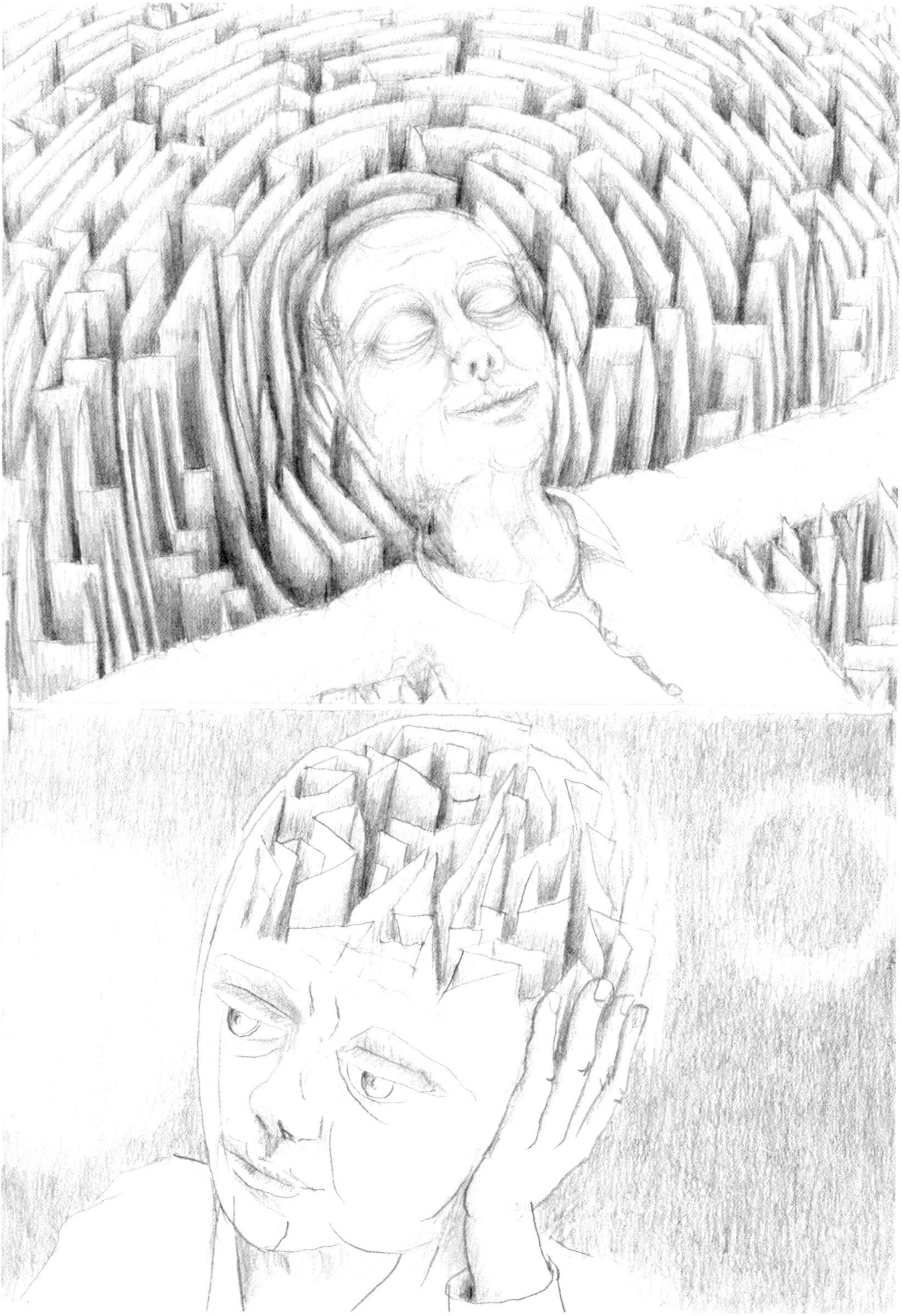

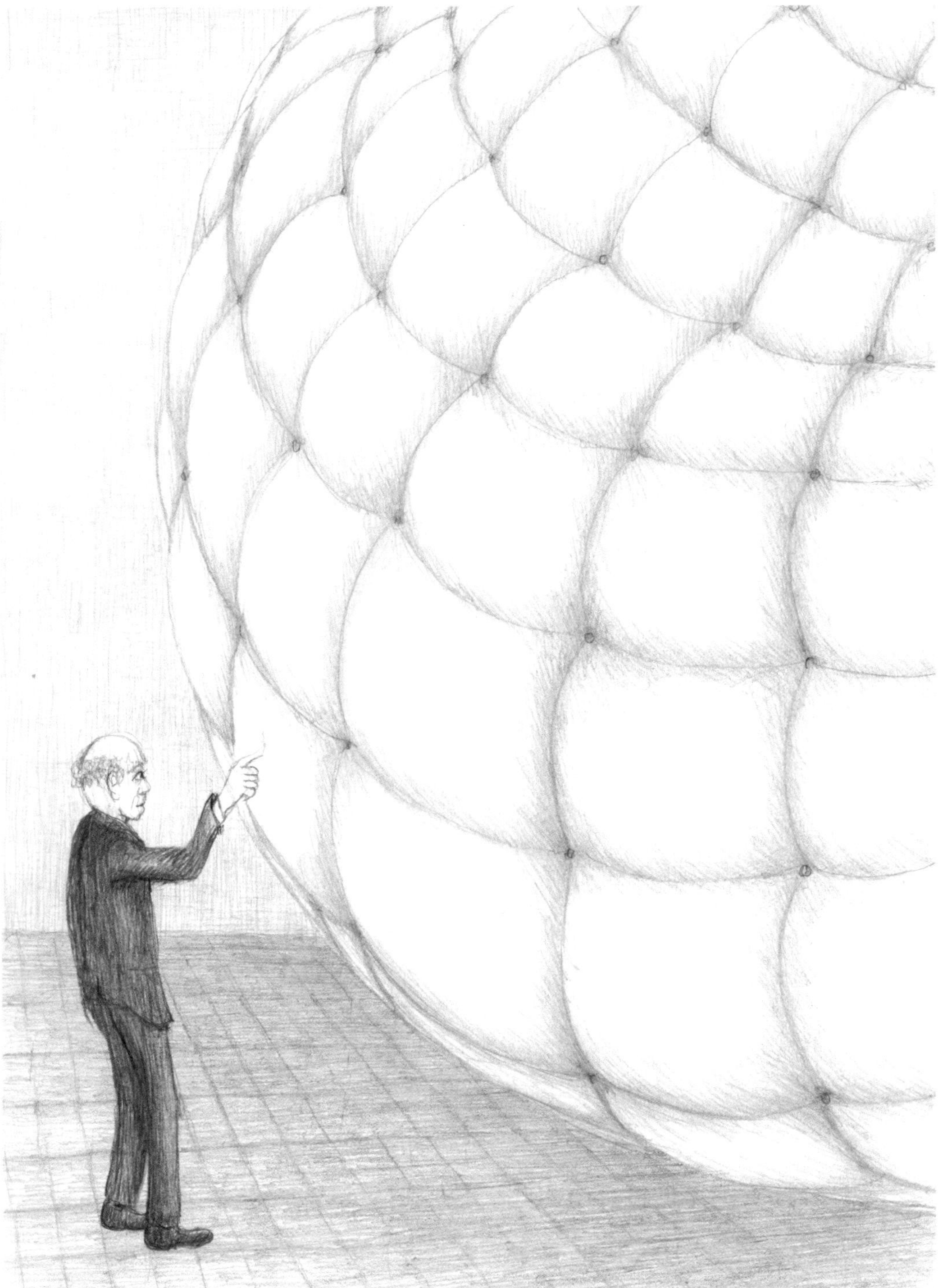
Plaques

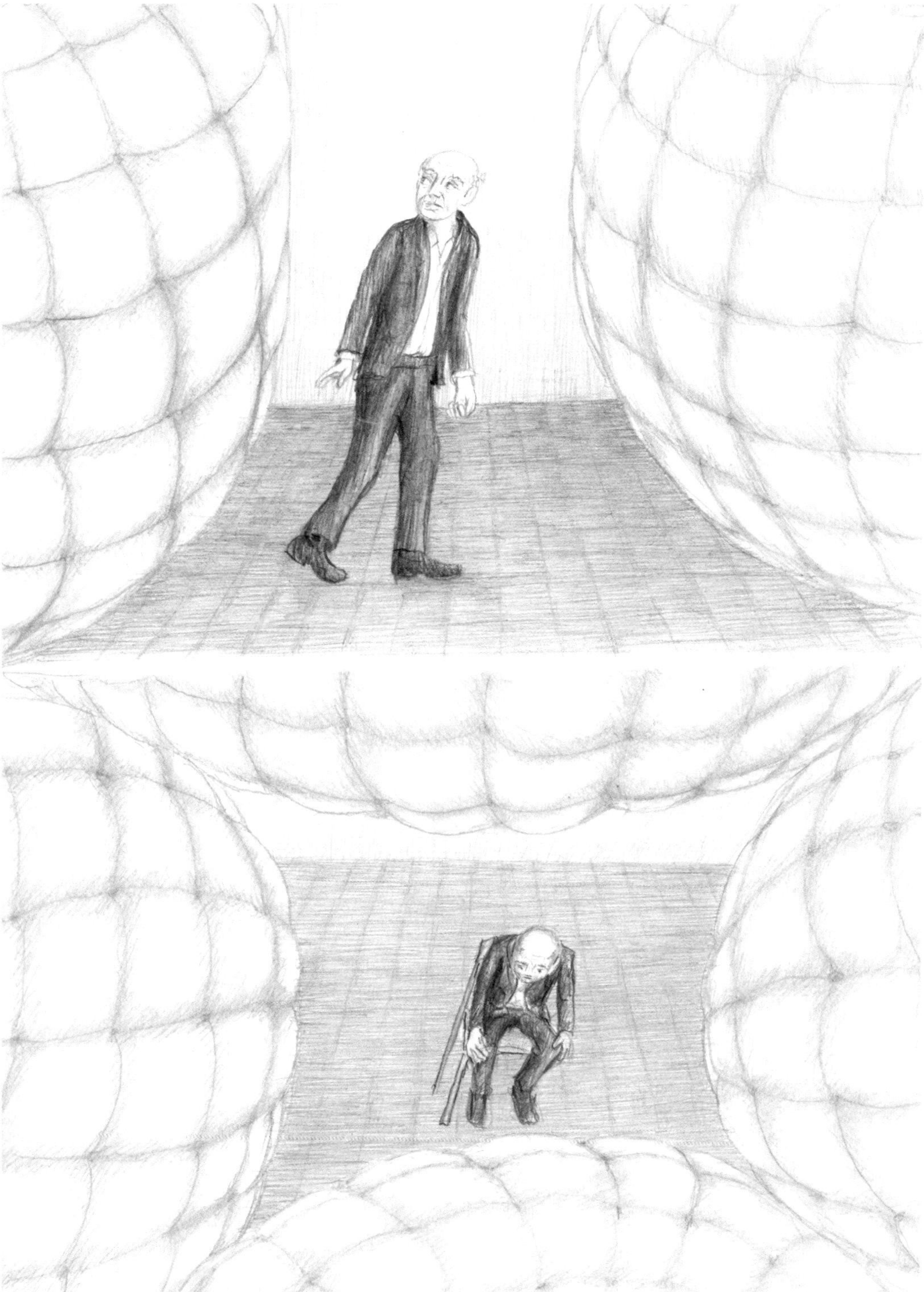

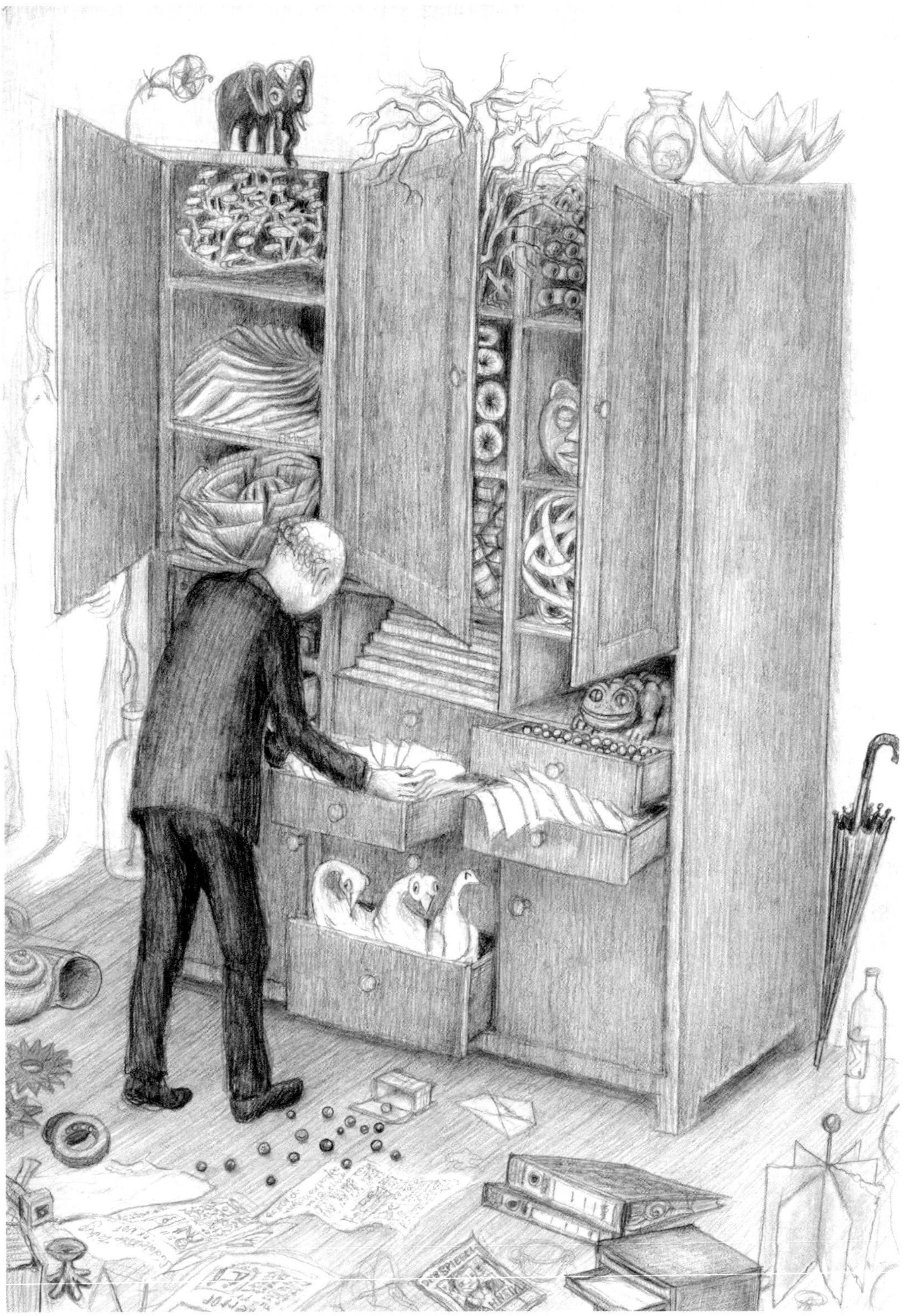

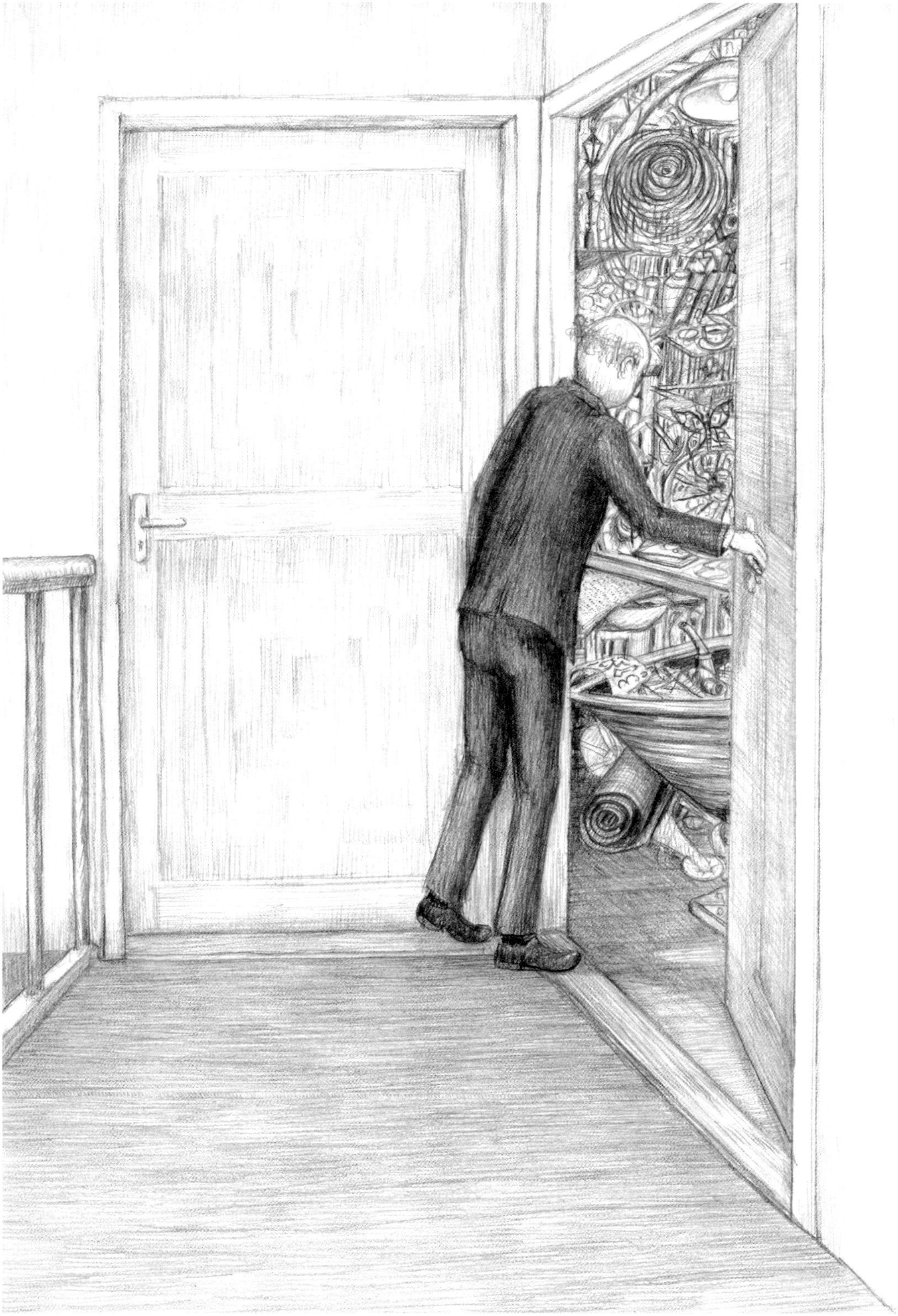

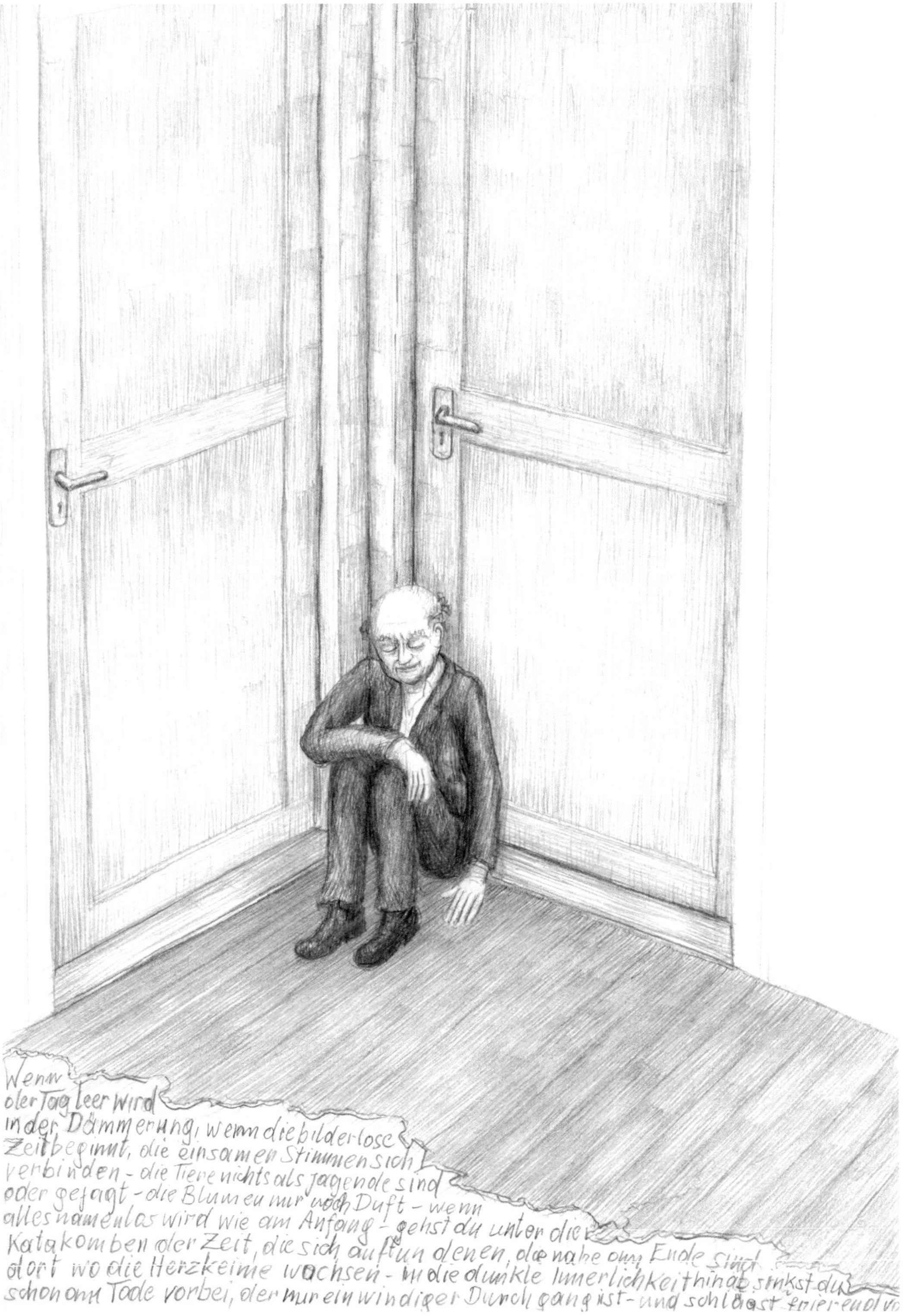
Wenn
der Tag leer wird
in der Dämmerung, wenn die bilderlose
Zeit beginnt, die einsamen Stimmen sich
verbinden – die Tiere nichts als jagende sind
oder gejagt – die Blumen nur noch Duft – wenn
alles namenlos wird wie am Anfang – gehst du unter die
Katakomben der Zeit, die sich auftun denen, die nahe am Ende sind
dort wo die Herzkeime wachsen – in die dunkle Innerlichkeit hinab sinkst du
schon am Tode vorbei, der nur ein windiger Durchgang ist – und schläfst frierend

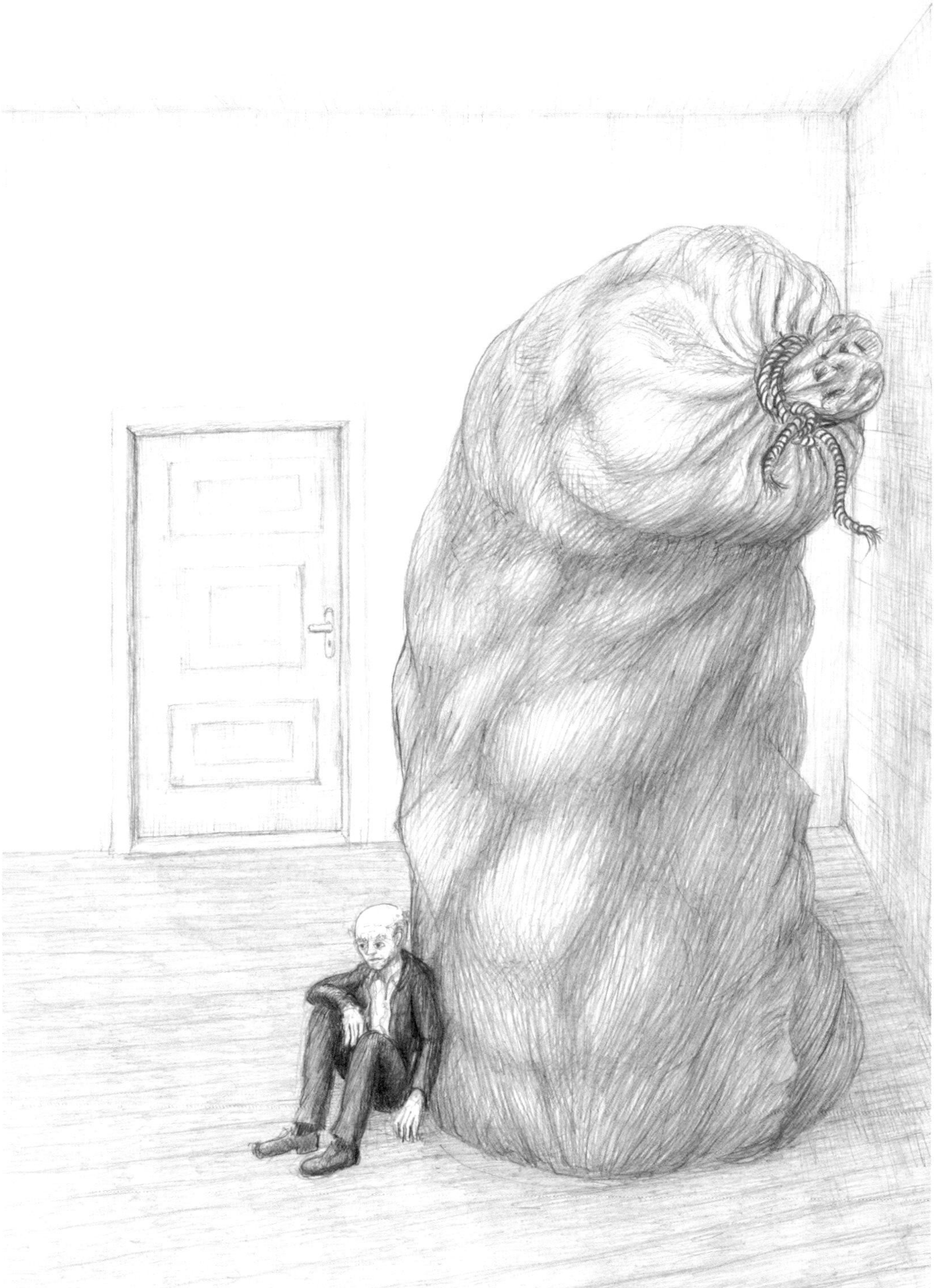

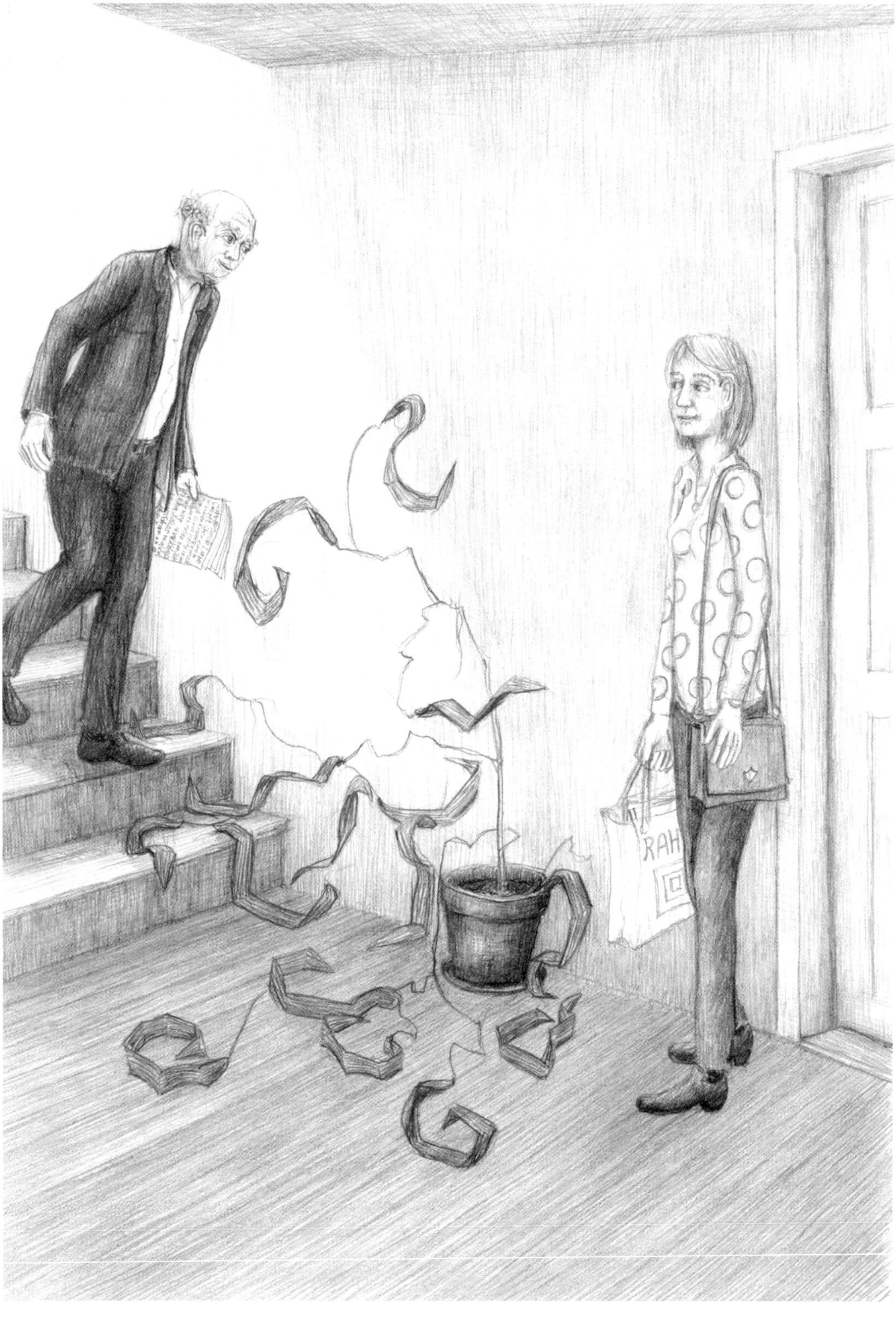
RAH

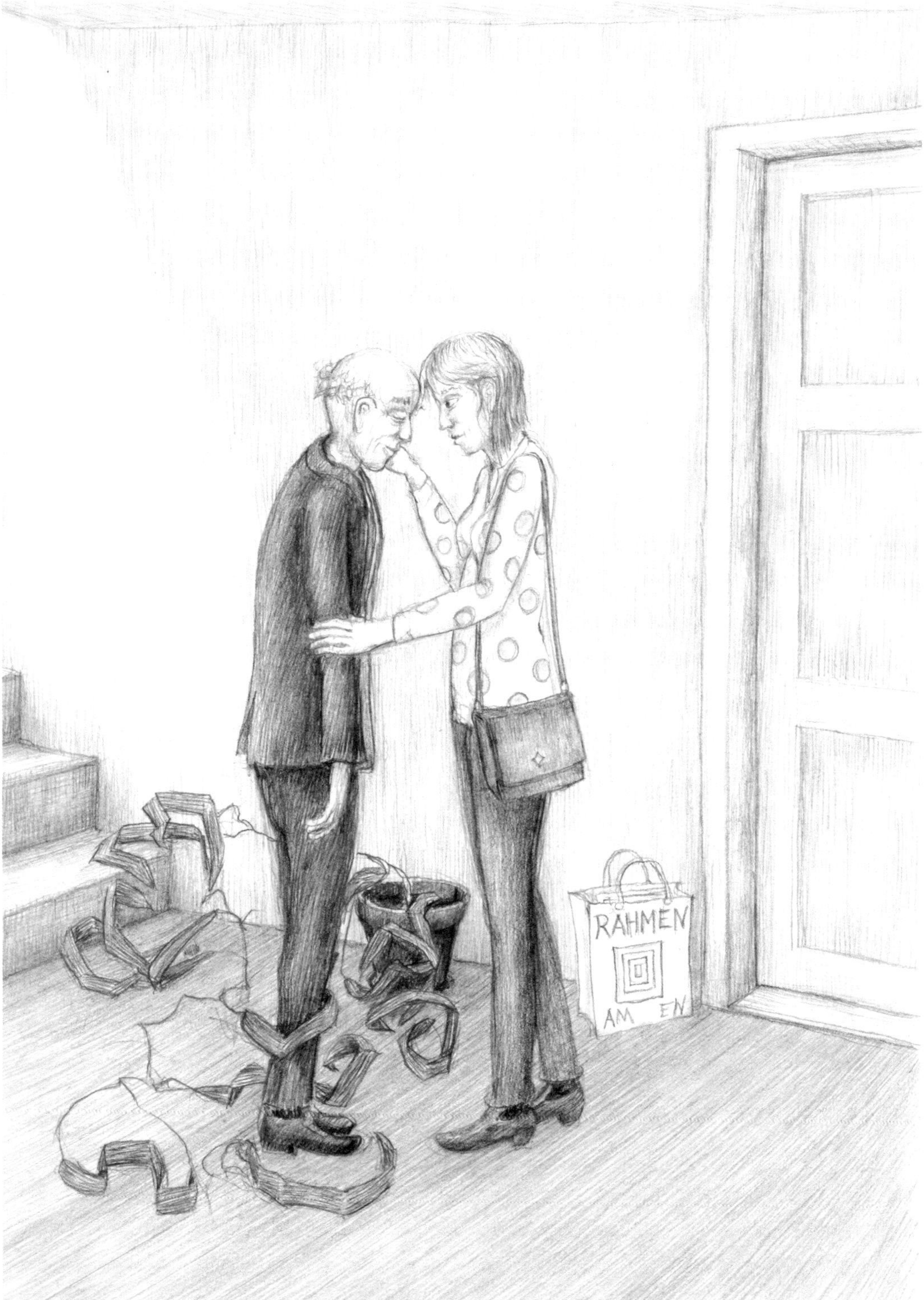
RAHMEN
AM EN

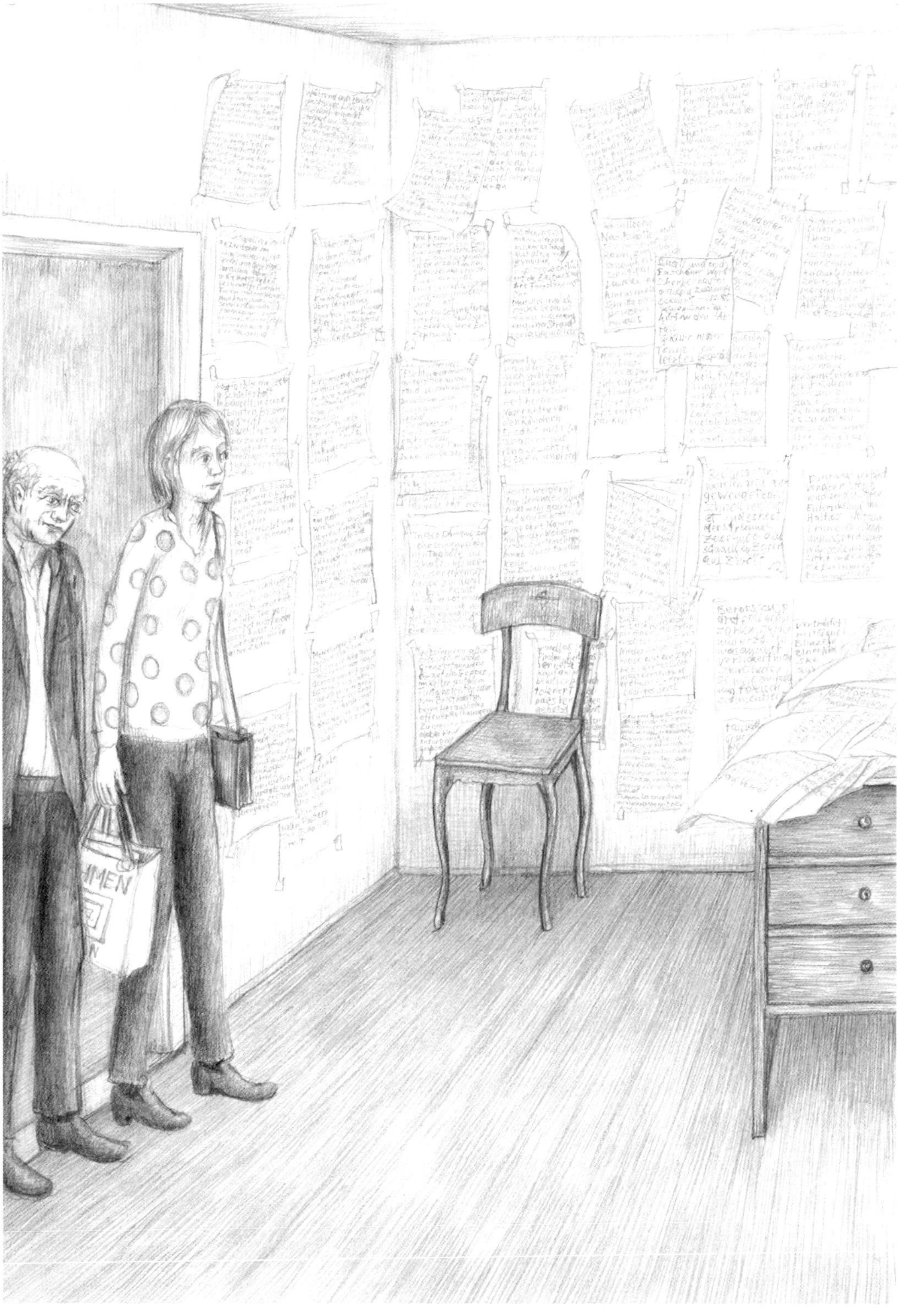

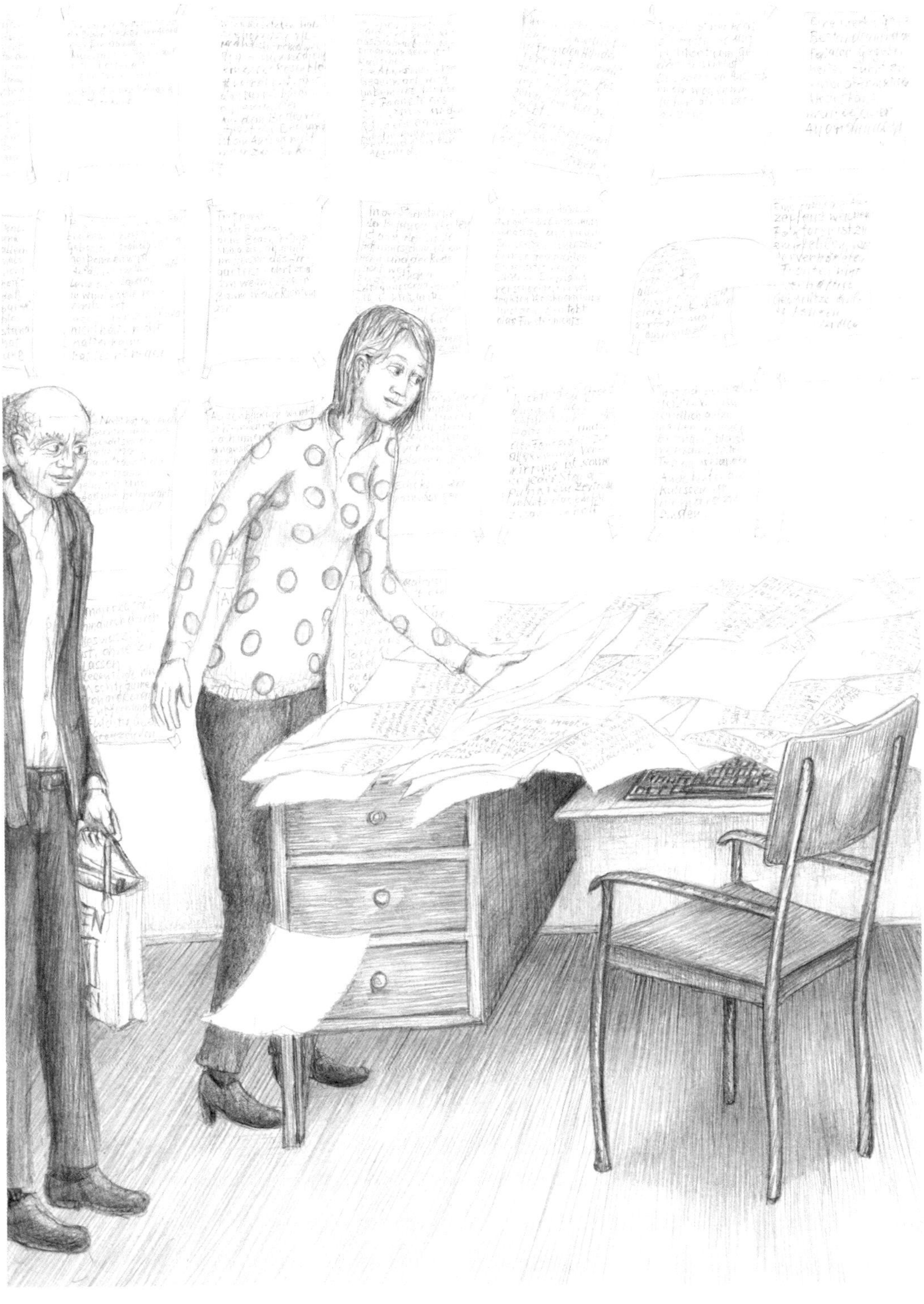

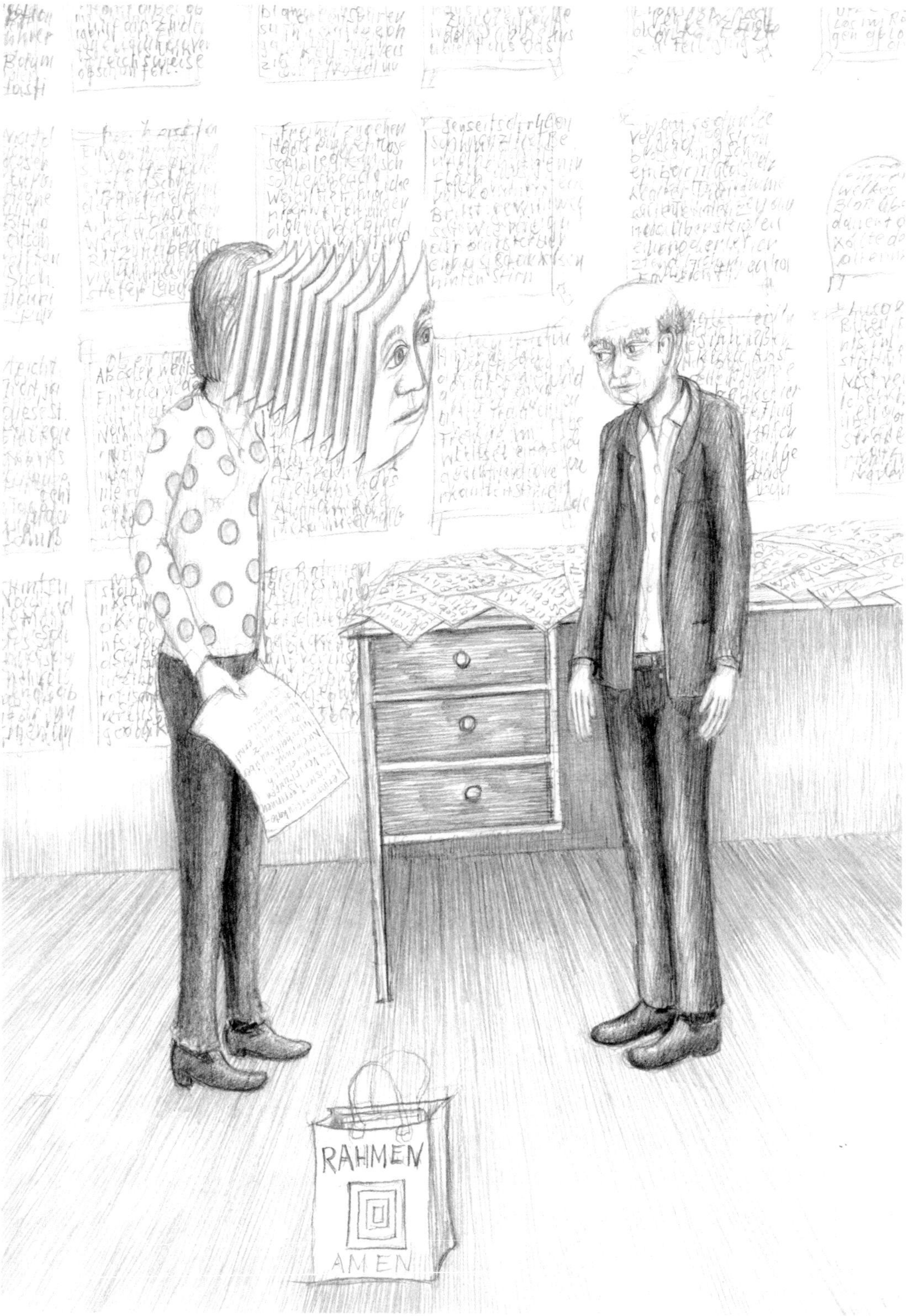
RAHMEN
AMEN

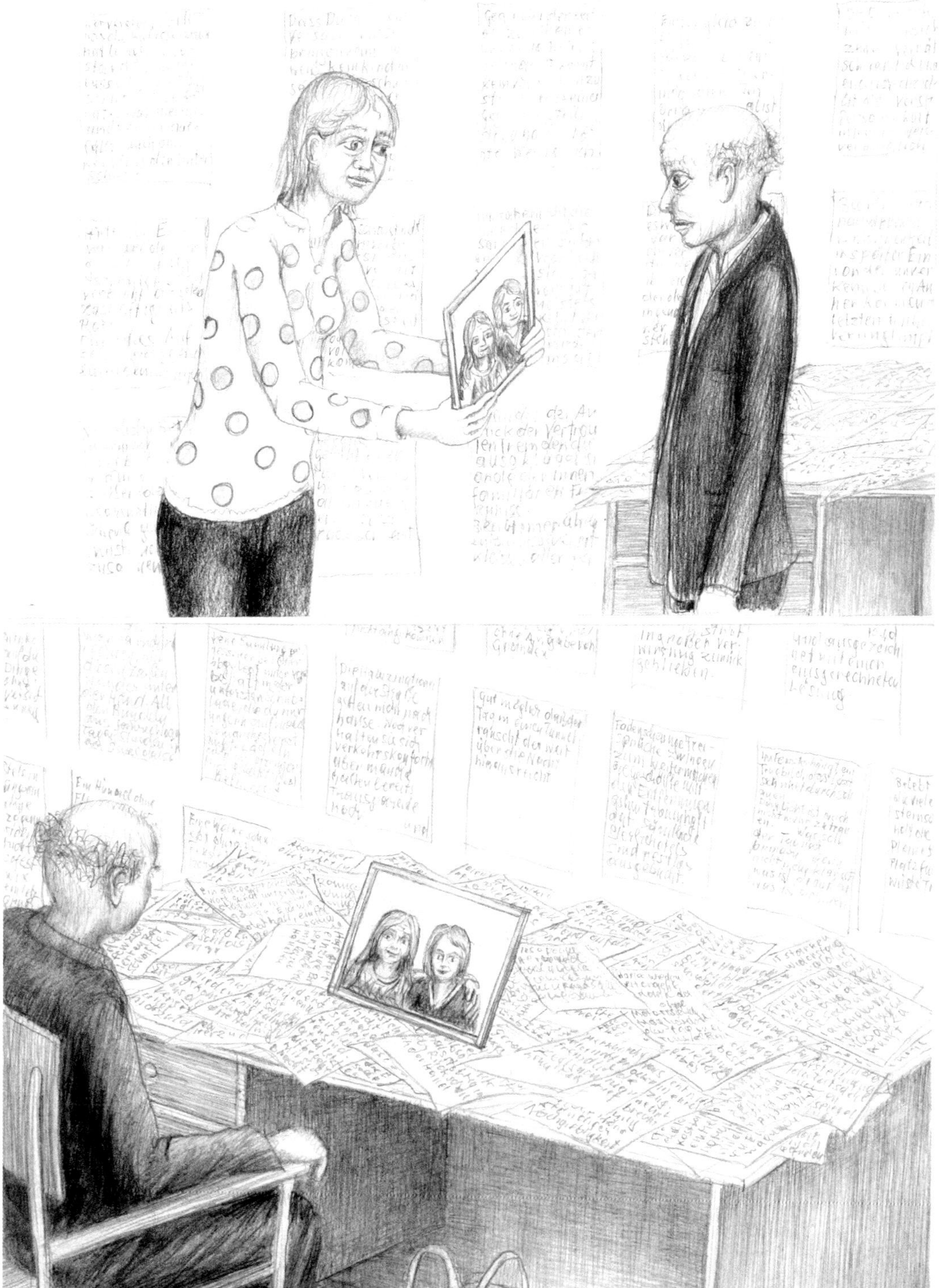

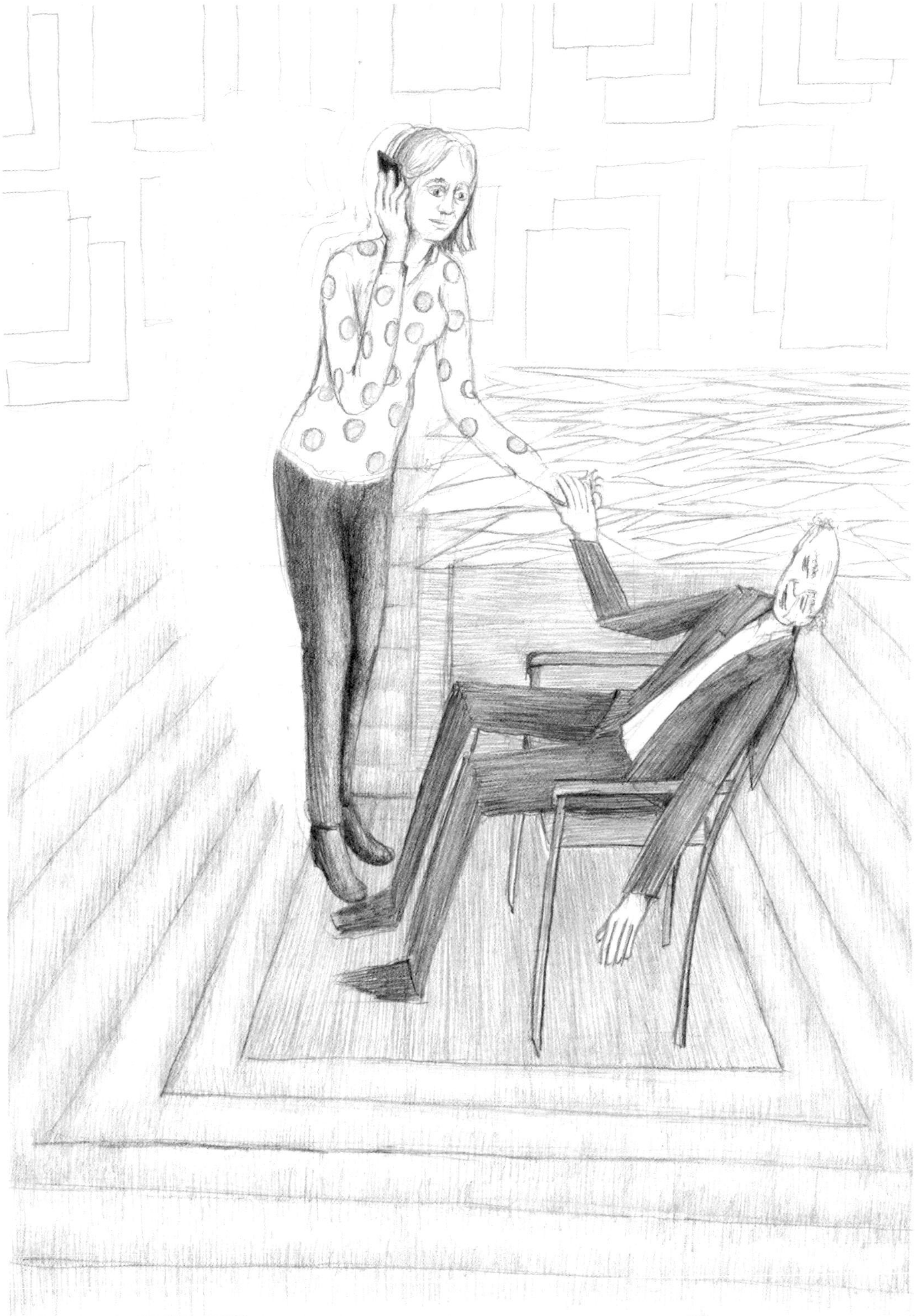

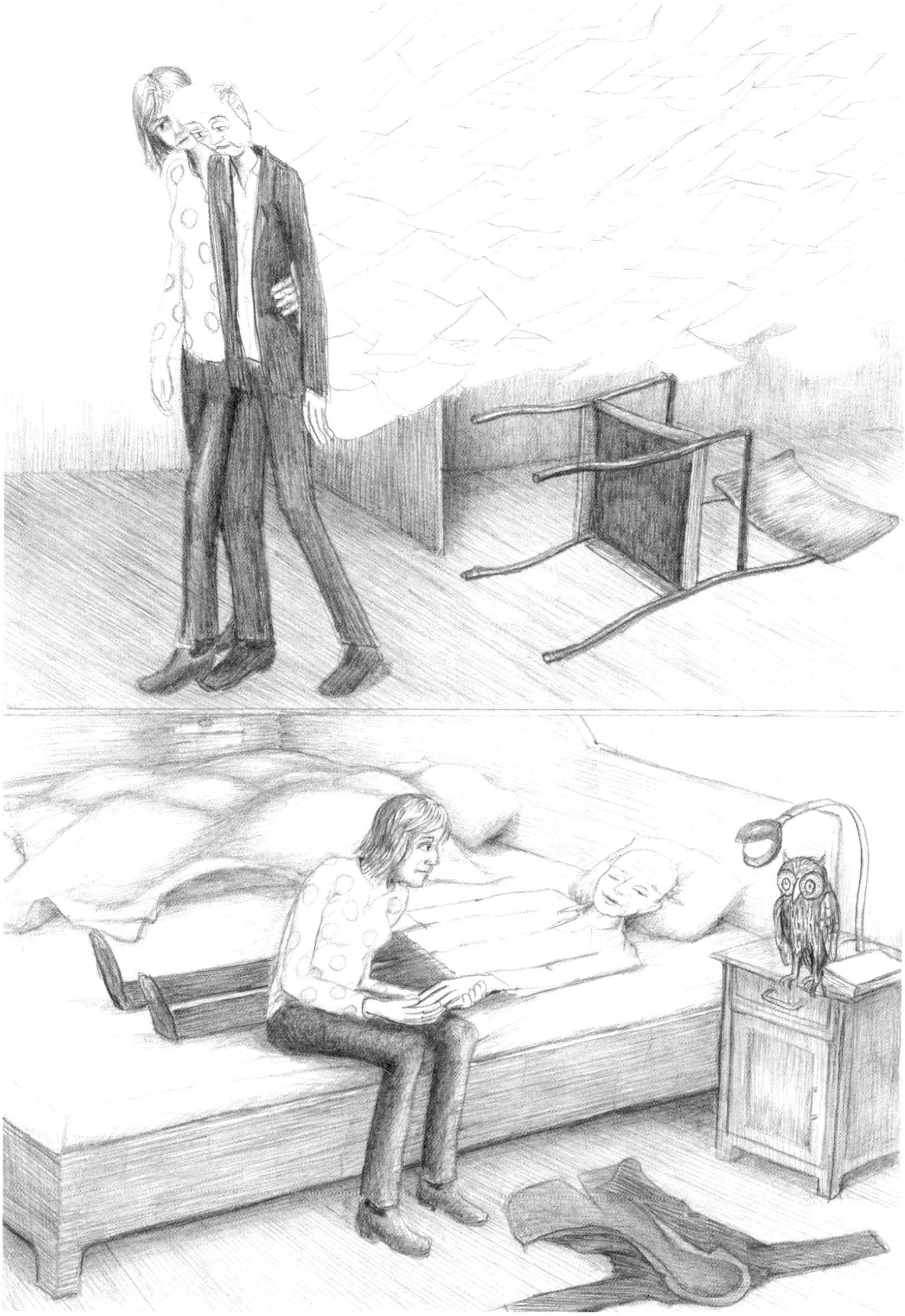

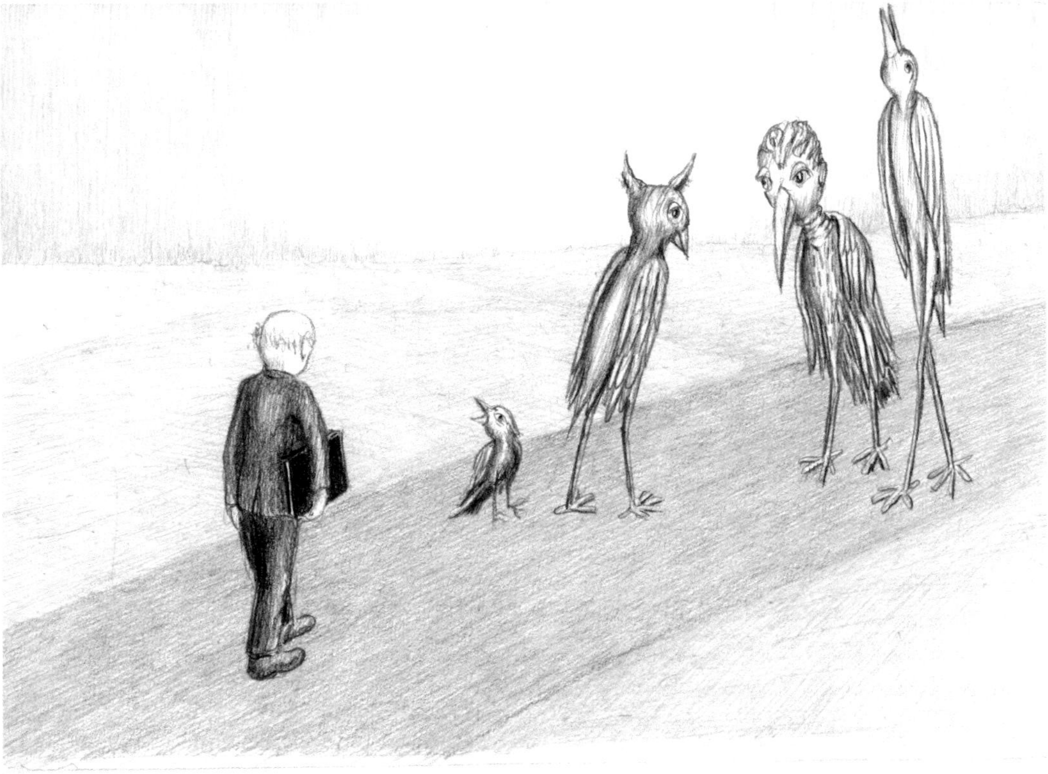

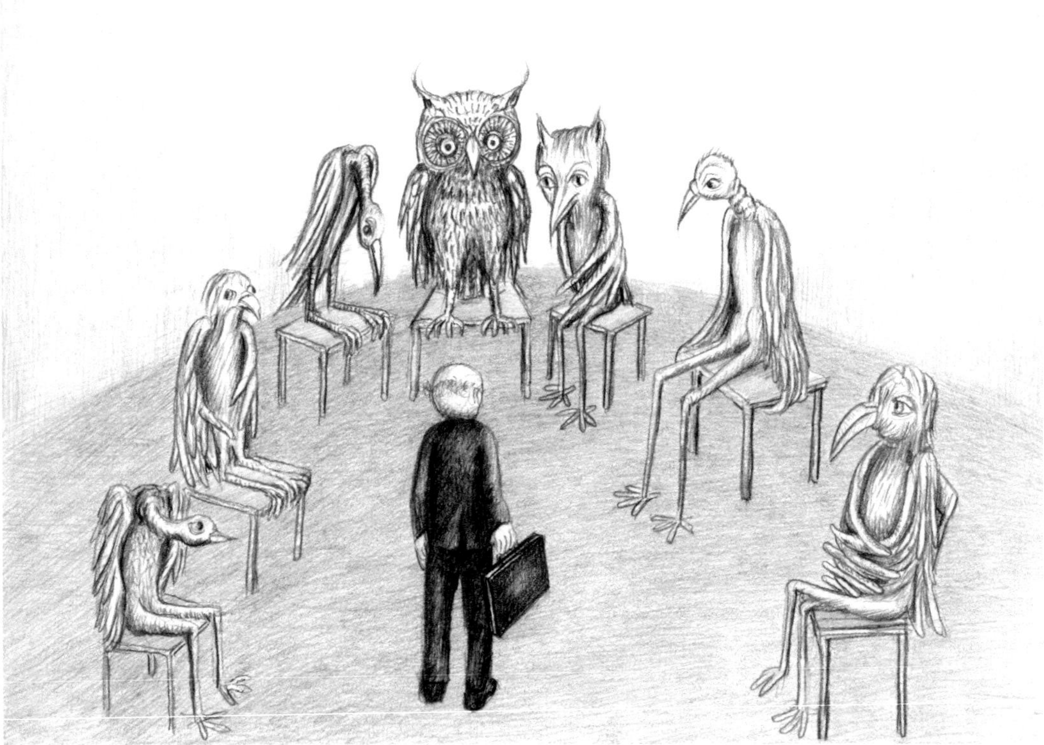

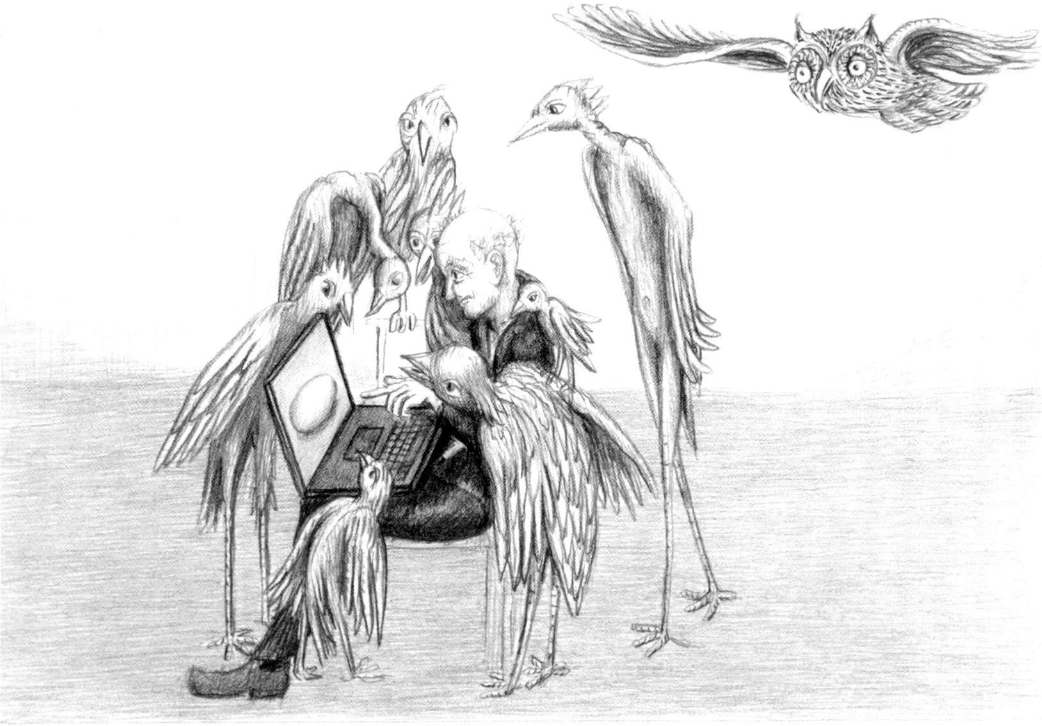

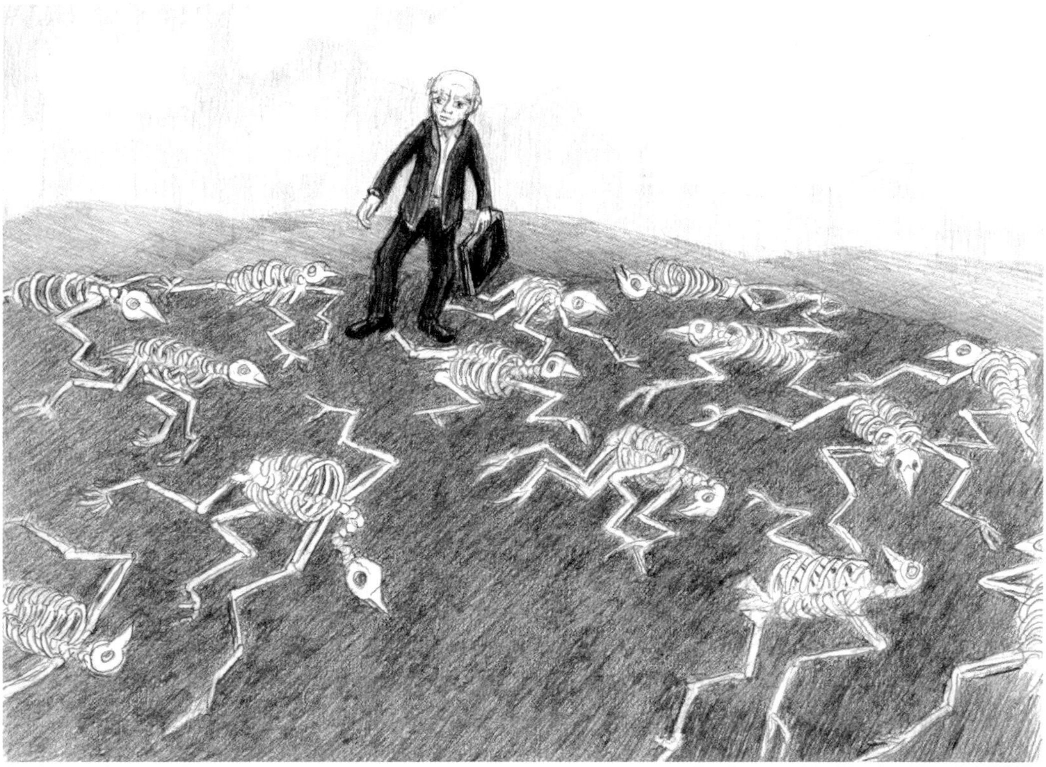

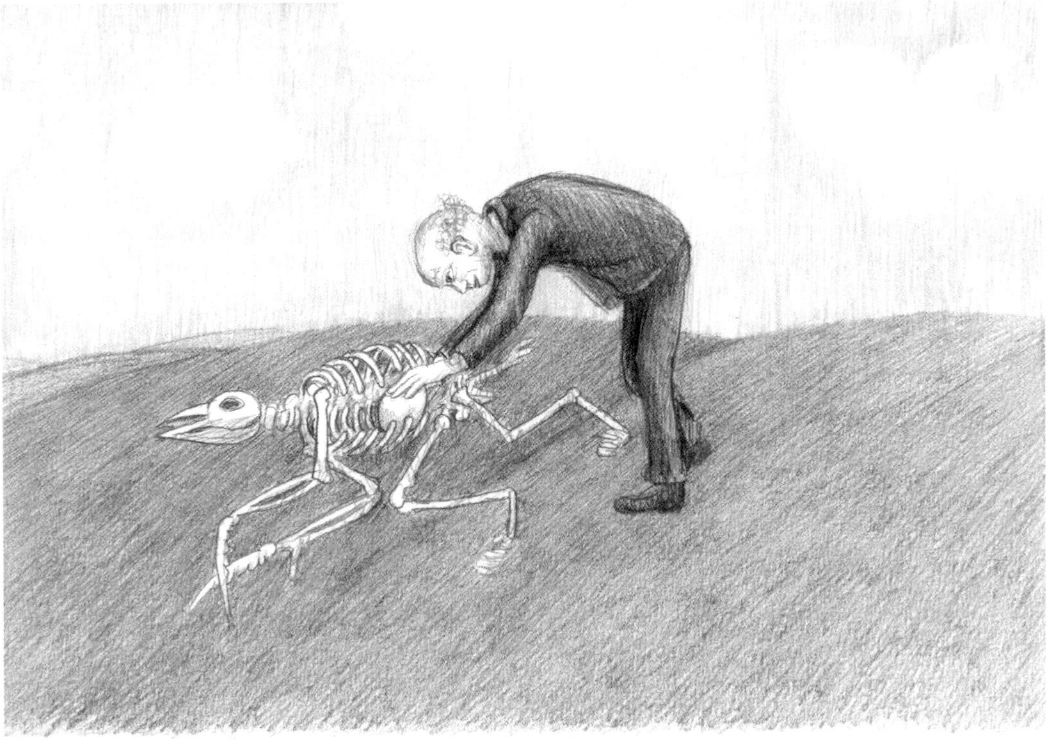

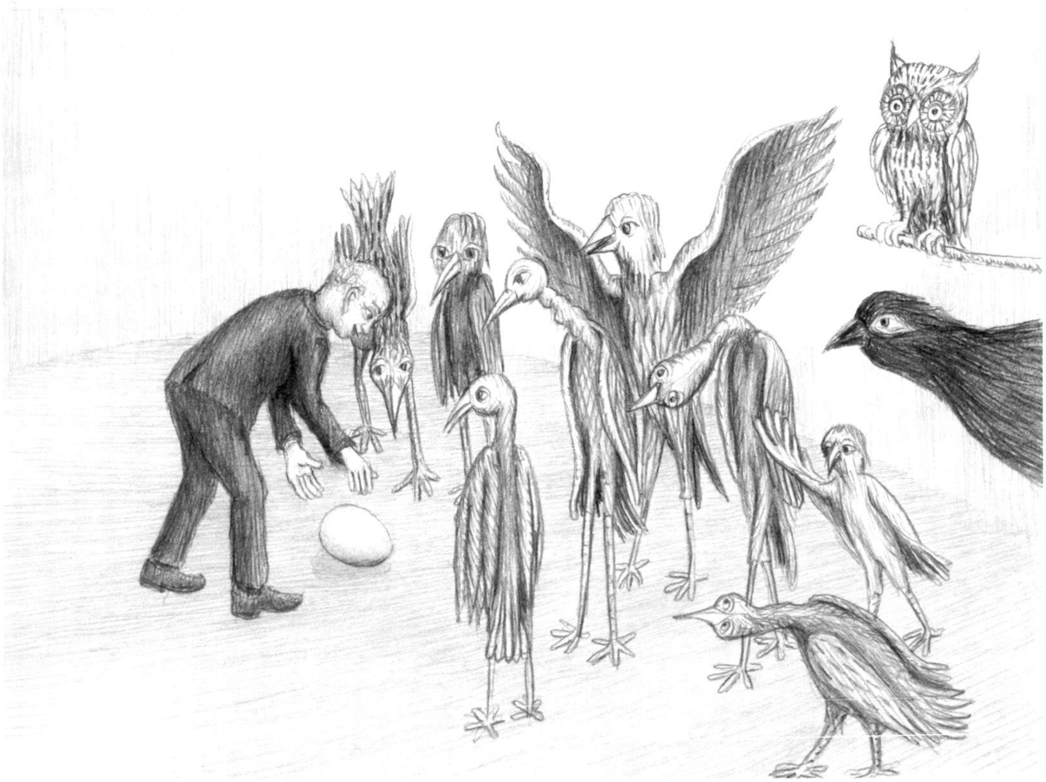

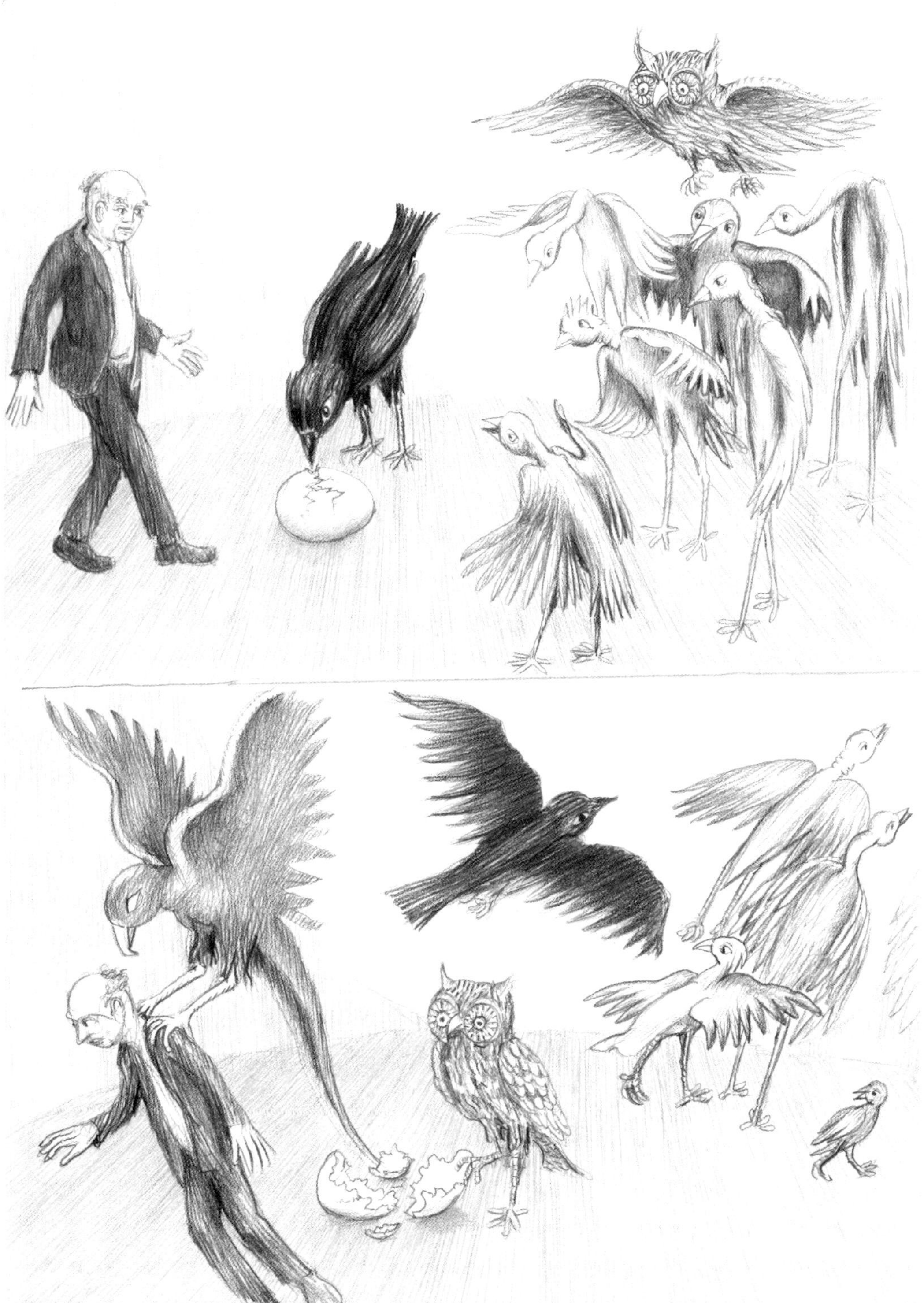

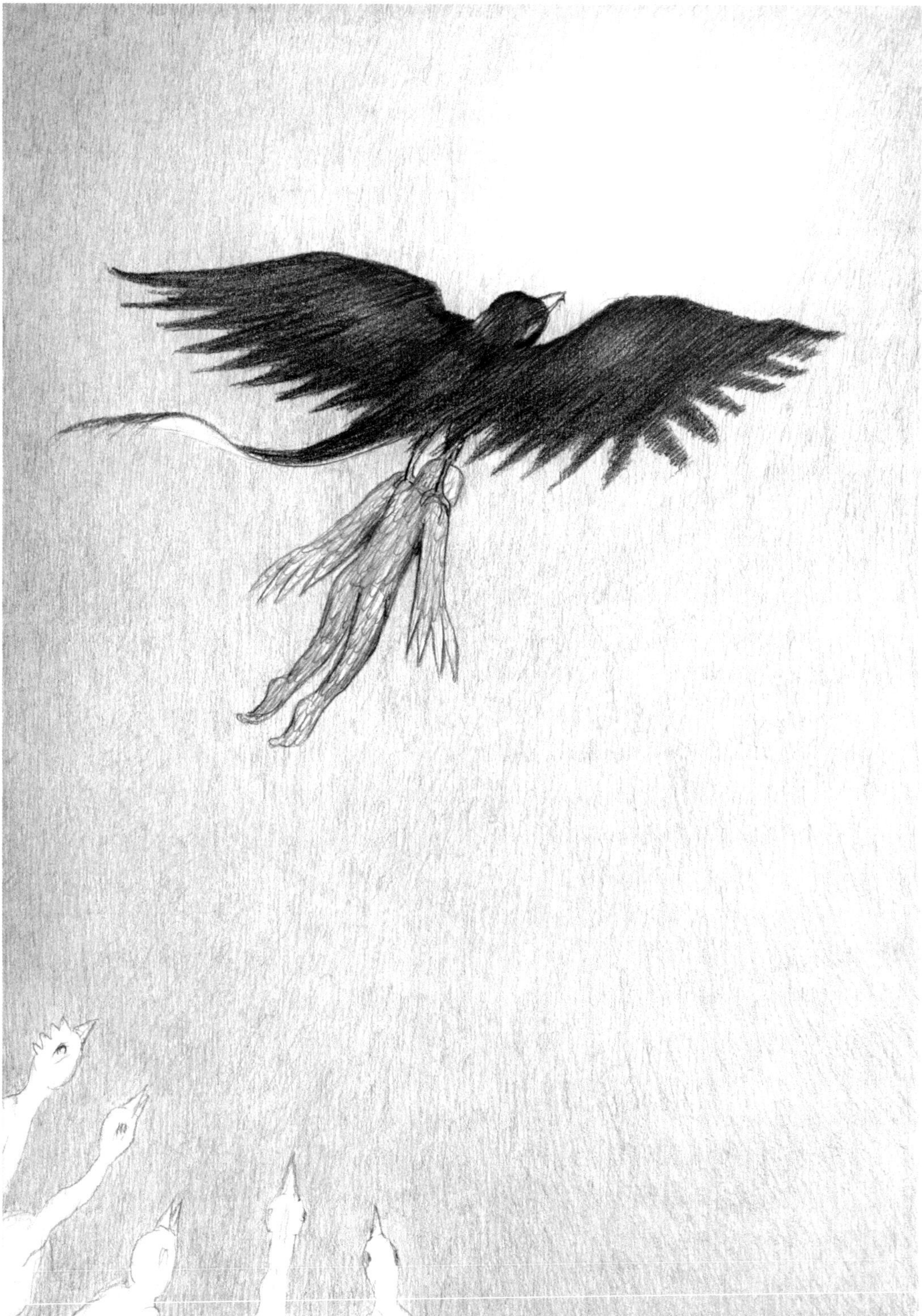

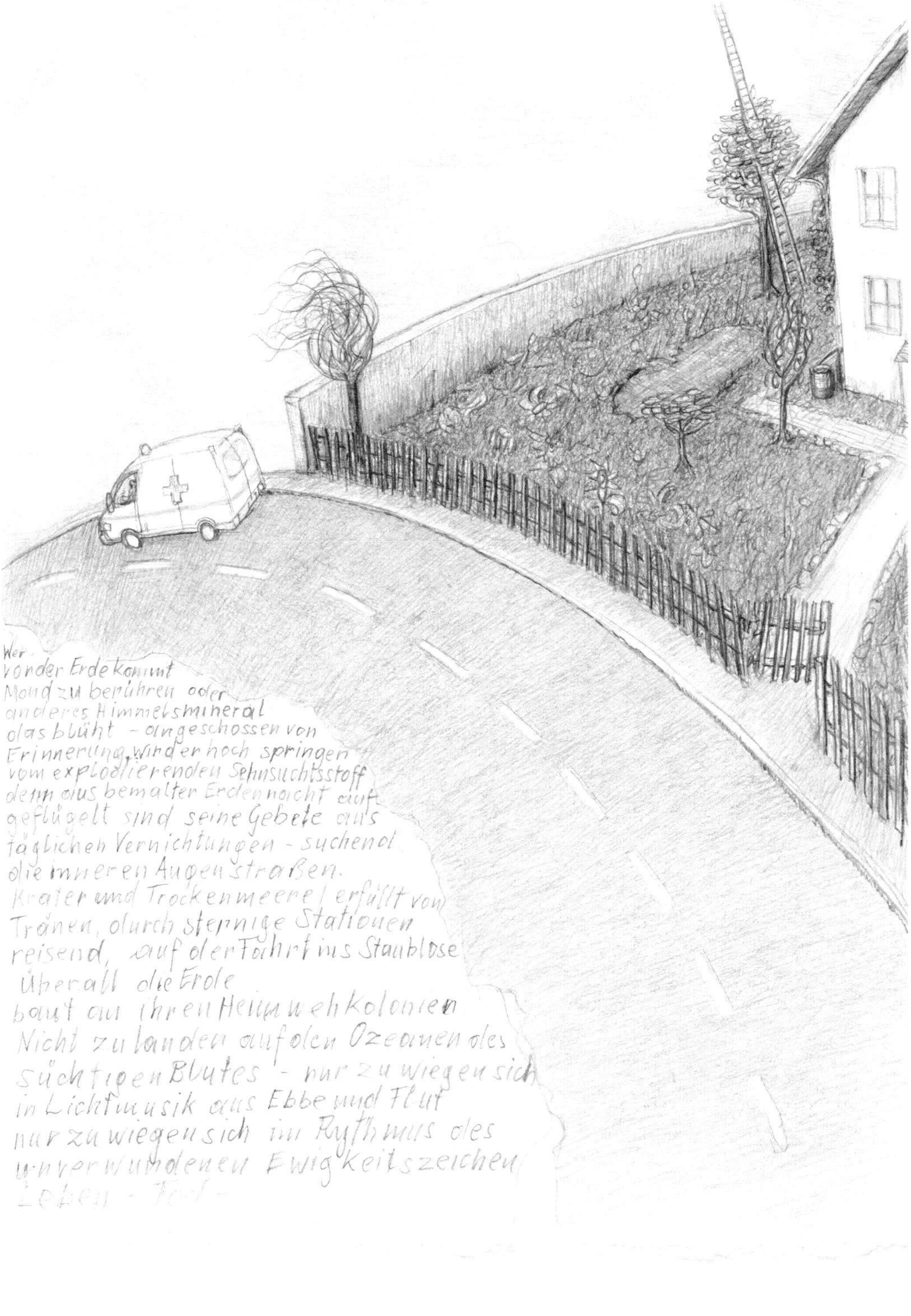
Wer -
von der Erde kommt
Mond zu berühren oder
anderes Himmelsmineral
das blüht - angeschossen von
Erinnerung, wieder hoch springen
vom explodierenden Sehnsuchtsstoff
denn aus bemalter Erdennacht auf
geflügelt sind seine Gebete aus
täglichen Vernichtungen - suchend
die inneren Augenstraßen.
Krater und Trockenmeere / erfüllt von
Tränen, durch sternige Stationen
reisend, auf der Fahrt ins Staublose
Überall die Erde
baut an ihren Heimwehkolonien
Nicht zu landen auf den Ozeanen des
süchtigen Blutes - nur zu wiegen sich
in Lichtmusik aus Ebbe und Flut
nur zu wiegen sich im Rythmus des
unverwundenen Ewigkeitszeichen
Leben - Tod -

Epilog

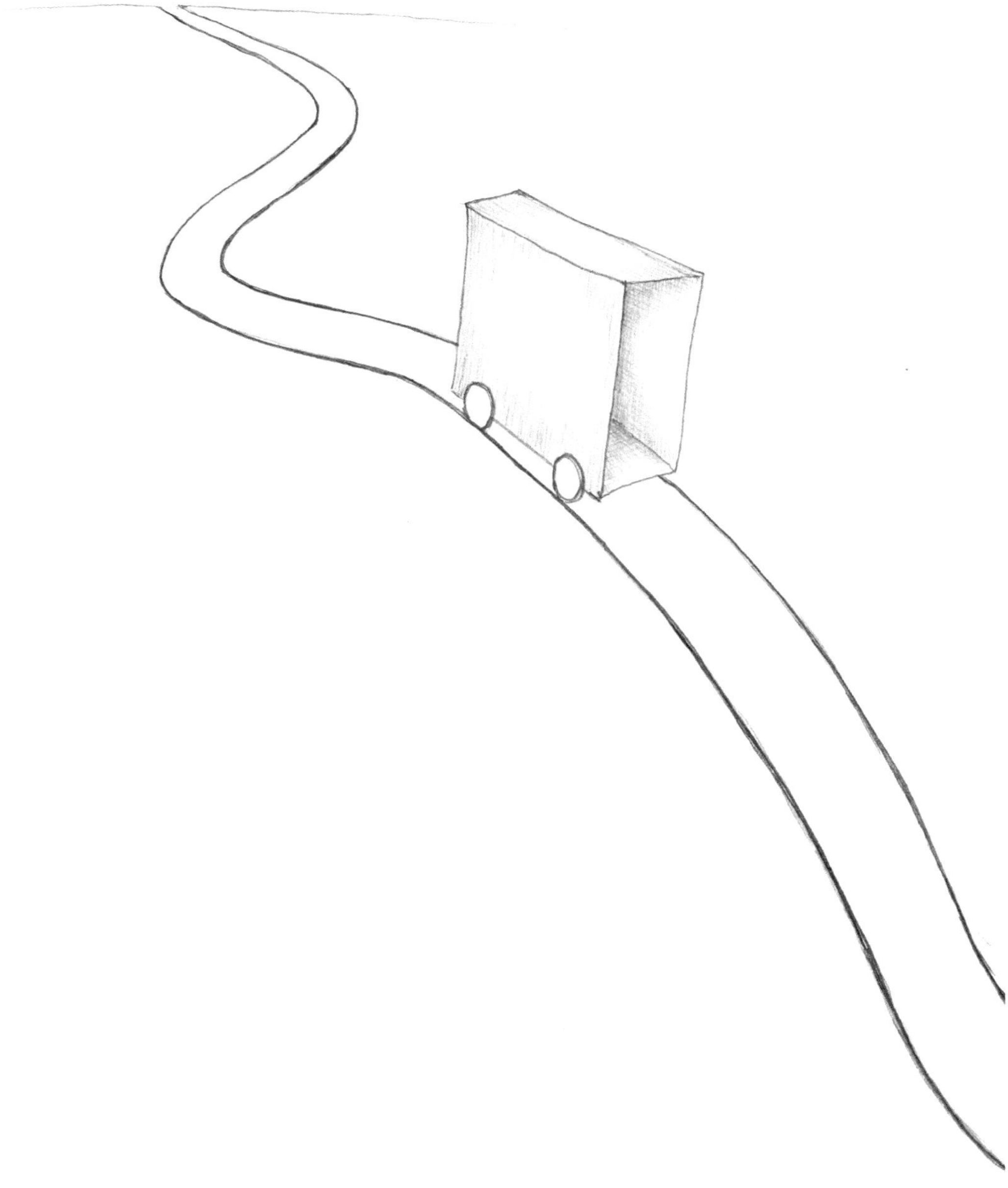

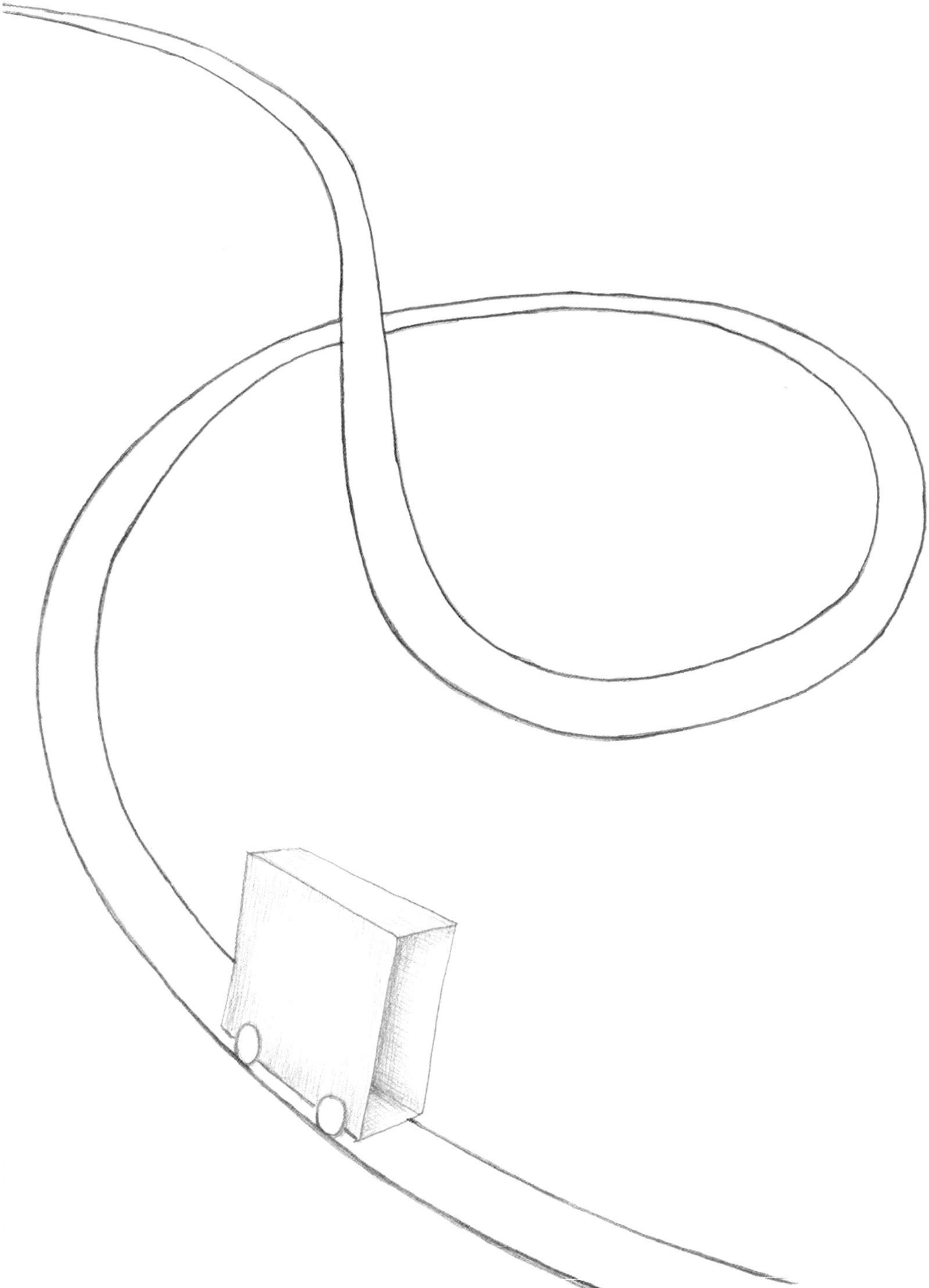

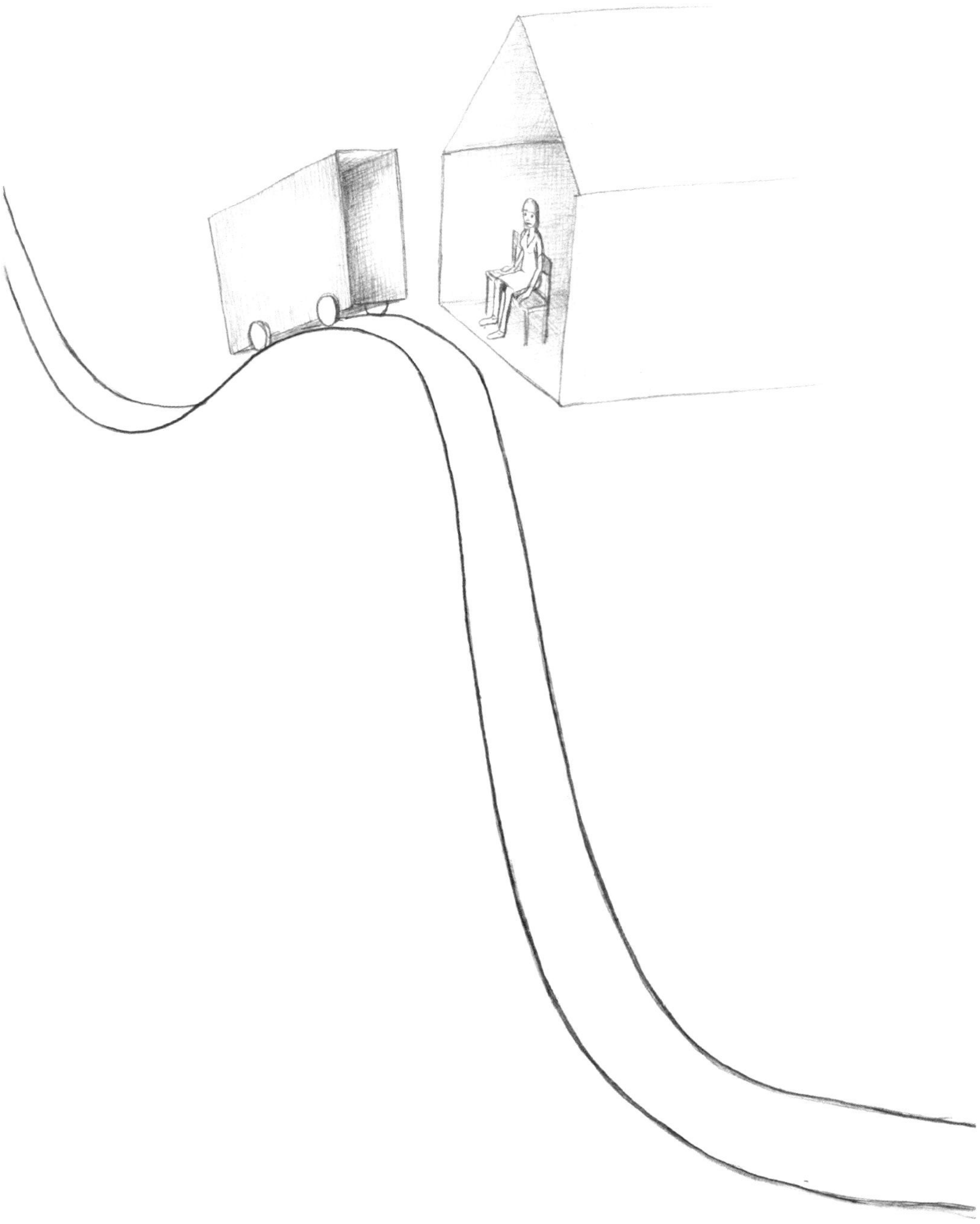

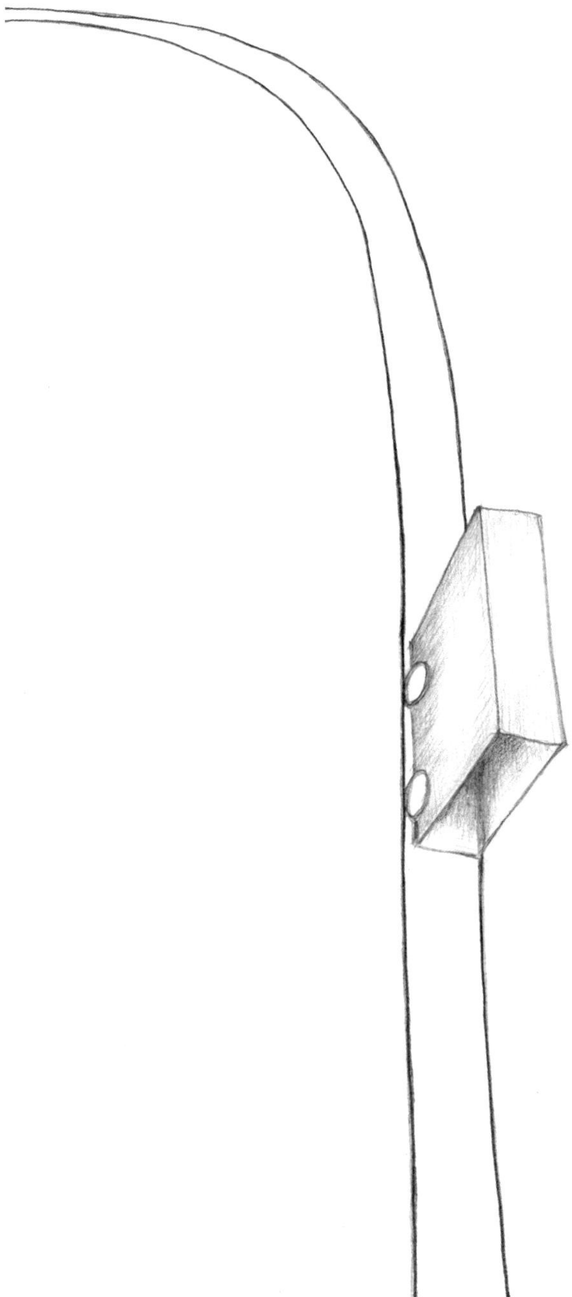

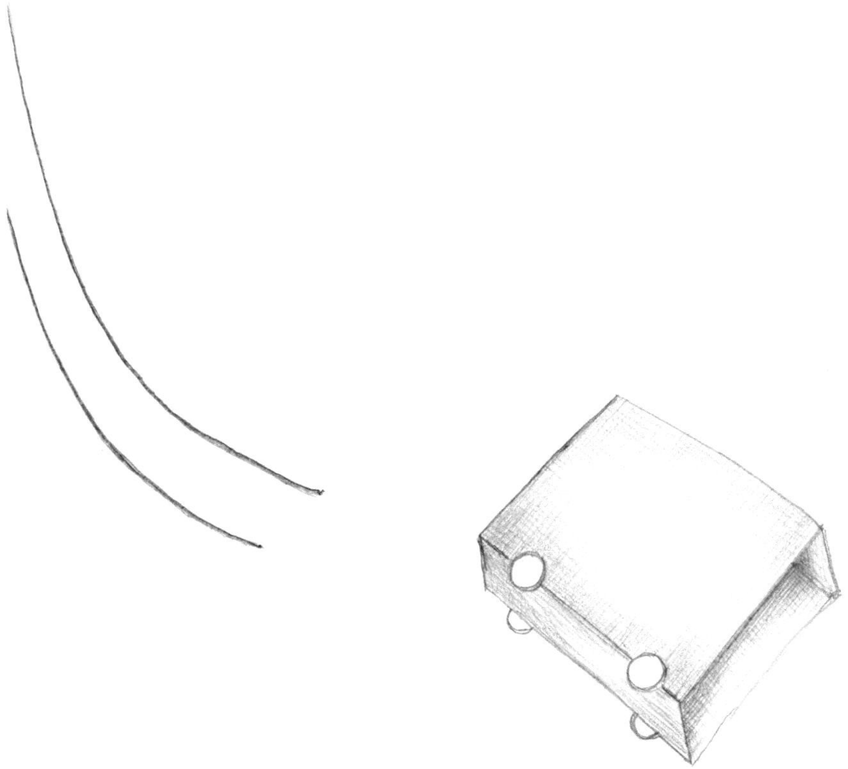

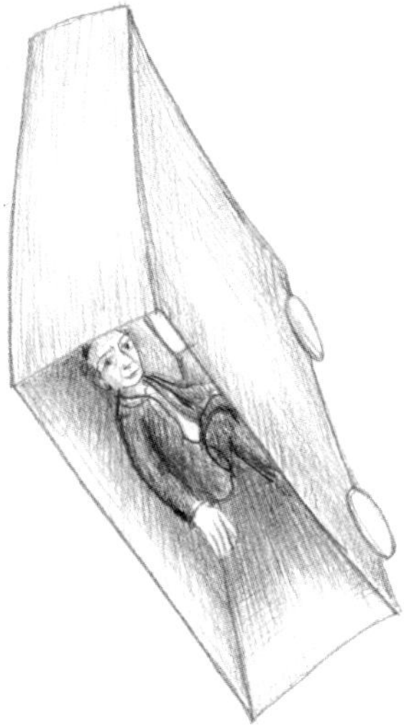

Spuren des Vergessens

Erfahrungen aus der Kunsttherapie für Menschen mit Demenz

Albin Zauner

Die vorliegende Bildergeschichte ist retrospektiv entstanden – aus den Erinnerungen an eine Station, deren Alltag von voranschreitendem Vergessen geprägt ist. Die ersten ausführlichen Zeichnungen zum Thema entwickelten sich gegen Ende meiner 15-jährigen Arbeit als Kunsttherapeut auf einer beschützenden, gerontopsychiatrischen Aufnahmestation.

Als psychosoziales Therapieverfahren ist die Kunsttherapie für Menschen mit demenziellen Entwicklungen ein wirksames Angebot, da es die vitalen, emotionalen und kognitiven Potenziale der demenzkranken Patienten, primär durch vorsprachliche, an Erinnerungsbilder geknüpfte Erlebnisse aktivieren kann.

Das gruppentherapeutische Setting fand täglich für eineinhalb Stunden statt und wurde nicht Kunst, sondern Gestaltungstherapie genannt, da die Erfahrung zeigte, dass das Wort Kunst oft auch verunsichernd bis einschüchternd wirken kann. Direkt auf der Station stand mir ein heller, etwa 20 Quadratmeter großer Raum zur Verfügung, den ich als Atelier mit Werkstattcharakter eingerichtet hatte. In der Mitte war ein Tisch, an dem bis zu acht Patienten arbeiten konnten, sowie seitlich an den Wänden zwei Werkbänke für einfache Holzarbeiten.

Ich kam immer um halb neun, nach dem Frühstück auf die Station, und nach einem kurzen Austausch mit dem Fachpersonal ging ich zuerst meistens in den Wohnraum, wo manche Patienten sich in den bequemen Sitzlandschaften schon wieder einer ersten Ermüdung hingaben und in zeitlose Beschaulichkeit versanken. Andere hingegen wanderten mit wachsender Unruhe umher, als wären sie in einen falschen Film geraten. Sie öffneten Türen und fanden sich in Räumen wieder, die ihnen von Grund auf fremd waren, zutiefst irritiert und enttäuscht, weil sie eigentlich den Eintritt in einen Raum ihres vertrauten Zuhauses erwartet hatten. So wurden für die unruhigen Wanderer Türen mitunter zu einer falschen Verheißung. Ich versuchte mich in diesen Moment einer ständig scheiternden Heimkehr hineinzuversetzen: Stellen Sie sich vor, Sie öffnen eine Türe und geraten in einen vollkommen anderen Raum, als Sie erwartet hatten. Sie möchten in Ihr Büro gehen und befinden sich stattdessen in einem Krankenzimmer, und so geht es weiter. Von Tür zu Tür werden die Räume immer fremdartiger. Eine Frau in einem weißen Kittel erklärt Ihnen, dass Sie sich in einem Krankenhaus befinden, obwohl Sie sich völlig gesund fühlen. Was für eine elementare Verunsicherung – die Türen als Räume verbindende Elemente werden zu irreführenden Versprechungen. So wurde denn auch die Türe zu einem Schlüsselmotiv in meiner Bildergeschichte.

Im Speisesaal saß noch eine Frau, die nach dem Frühstück die Serviette sorgfältig zusammenfaltete, um sie in ihr Handtäschchen zu stecken. Von mir angesprochen beteuerte sie, jetzt wolle sie keine Zeit mehr verlieren, sie müsse nun wirklich schleunigst nach Hause. Das Mittagessen müsse vorbereitet werden. Die Kinder, der Mann kämen mittags nach Hause. Für eine

Korrektur dieser Fehleinschätzung, gar eine Klarstellung, dass der Mann bereits verstorben war und die Kinder längst erwachsen, war die Situation viel zu fragil.

Also begleitete ich sie erst einmal durch den Flur, ließ es zu, wenn sie die eine oder andere Zimmertüre öffnete und kopfschüttelnd wieder schloss, weil sie erneut feststellen musste, dass es wieder kein Zugang zu ihrer Wohnung, zu ihrer Küche war. Immer vehementer beteuerte sie, keine Zeit mehr für dieses ganze Drumherum hier zu haben. Gemeint war mit dem „Drumherum" die Diagnostik und Entwicklung eines Behandlungskonzeptes sowie die medikamentöse Einstellung.

Als Begleiter auf ihrer aussichtslosen Suche, konnte ich sie allmählich mit Fragen nach ihrem Zuhause, der Familienkonstellation, Biografie und Herkunft, in ein Gespräch einbinden. Meine Fragen, auf die sie schon bald bereitwillig antwortete, schienen sie nach und nach zu beruhigen, und der quälende Drang, in eine frühere Lebenssituation zurück kehren zu müssen, wurde vorübergehend abgemildert. Die Thematisierung von Vergangenheit ermöglichte Augenblicke von Gegenwärtigkeit.

Wie zufällig im Therapieraum angekommen, ließen wir uns am Maltisch nieder und setzten unser Gespräch unter ruhigeren Umständen fort. Mit zunehmender Vertrautheit milderte sich die beunruhigende Fremdheit, und die Aufmerksamkeit konnte sich auf etwas Neues richten. Da lagen Zeichen- und Malutensilien, Bildvorlagen, und ich erläuterte, wie ein Blumenmotiv auf eine Stofftasche übertragen werden kann. Die Verlockung etwas Schönes zu machen, ließen die Fluchtimpulse in den Hintergrund treten. Lieblingsfarben wurden ausgewählt, und sie begann konzentriert und behutsam mit der Bemalung einer ganz persönlichen Einkaufstasche. Bald war der Punkt erreicht, an dem ich sie mit der Stoffmalerei, ihrem Werk, überlassen konnte.

Somit war es für mich auch möglich noch weitere Klienten abzuholen, insbesondere jene, die schon in die tägliche Gruppe eingebunden waren. Dabei blieb es von Mal zu Mal spannend, ob ich auch wieder erkannt würde, und ob überhaupt von meinem Therapieangebot noch ein Rest von Erinnerung abrufbar war.

Bei der täglichen Wiederbegegnung stellte ich nämlich meistens fest, dass ich nicht an meinem Namen erkannt wurde, oder durch die Benennung meiner Funktion als Kunsttherapeut – es war der Klang meiner Stimme, mein Blick, meine Gestik, all die nonverbalen Signale bewirkten, dass ich wieder erkannt wurde, als der, der doch... egal was. Ich war jedenfalls eine Person, die etwas Vertrautes ausstrahlte, mit der man schon mal etwas Anregendes erlebt hatte. Deshalb musste ich schon selbst meine Teilnehmer ins Boot holen. Wenn das diensthabende Fachpersonal sagte: „Wollen Sie nicht zu Herrn Zauner in die Gestaltungstherapie", dann blieb das abstrakt und uninteressant.

War es tags zuvor gut gelaufen, so kam es beim Betreten des Therapieraumes zu freudigen Augenblicken des Wiedererkennens. Die Werkstücke, angefangene Zeichnungen oder Malereien waren an den jeweiligen Plätzen bereitgelegt worden, und einige Teilnehmer machten sich auch gleich wieder ans Werk.

Es gab aber natürlich auch Unsicherheiten. Jemand wusste gar nicht mehr, was gestern gewesen war. Da war vielleicht eine sehr vage Vertrautheit, aber der konkrete Anlass konnte nicht mehr in Erinnerung gebracht werden. Erst wenn ich dann z. B. ein am Vortag begonnenes Baumbild zeigte, entspannten sich die fragenden Gesichtszüge in einem aufhellenden Moment des Wiedererkennens. Eine willkommene Gelegenheit, einen Faden wieder aufzunehmen und an etwas anzuknüpfen. In einer fragmentierten Erlebniswelt können kleinste Erfahrungen von Kontinuität sehr kostbar werden.

Nicht selten jedoch war der Faden vollkommen gerissen. Das eigene Werk von gestern wurde heute nicht wieder erkannt. Es wurde befremdet abgewiesen: „Ich habe das nicht gemacht!" Es war ein Werk, das über Nacht seinen Autor verloren hatte, und es musste ein Fragment bleiben. Also blieb die Herausforderung, wieder ganz von vorne zu beginnen. Oder die Irritation war so tief, dass der Patient den Raum wieder verließ, kopfschüttelnd mit einer Äußerung wie „Ich hab jetzt keine Zeit, ich muss zum Bus". Die Suche nach einem Ausgang, nach der Bushaltestelle, ging also in die nächste Runde.

Es konnte auch sein, dass der Suchende wiederkehrte und dann sich doch wieder in das Gruppengeschehen einfand. Die Türe zum Flur stand ohnehin meistens offen, damit auch neugierig gewordene Passanten, denen es vielleicht gerade langweilig war, hereinschauen konnten. Innerhalb des Krankenhausmilieus war der Therapieraum nämlich ein etwas exotisch anmutender Bereich. An den Wänden Bilderleisten mit farbenfrohen Aquarellen und Farbstiftzeichnungen auf den Werkbänken, allerlei Werkstücke, die nicht immer eindeutig zu erkennen gaben, was sie werden sollten. Dieses bunte Interieur konnte doch immer wieder eine anregende und einladende Wirkung entfalten.

Männer mit einem beruflichen Hintergrund aus dem handwerklichen Spektrum, bevorzugten es oft, zuerst einmal mit Holz zu arbeiten. Da lag auch immer ein Fundus aus zugeschnittenen Brettchen und Leisten bereit. Es wurde gesägt, geschraubt, genagelt und geleimt – nicht selten vollkommen ergebnisoffen. Es kam vor, dass stundenlang solche Brettchen abgemessen zugesägt und irgendwie zusammengeschraubt wurden, ohne dass entschieden werden musste, was das werden sollte, als ging es eben nur um die reinen Tätigkeitsabläufe, die noch als Grundkompetenzen ohne Zielvorgabe verfügbar waren. Oder es entstanden windschiefe Vogelhäuschen, geheimnisvolle Schatullen, Blumenleitern, skurrile Puppenstuben.

Eines Morgens, als ich die Station betrat, sah ich einen Mann, der auf allen Vieren den Flur entlang kroch. Er inspizierte besonders genau die Verbindungsstellen des Linoleumbodens und dessen Randleisten. Der Stationsleiter erklärte mir, dass der Patient früher Bodenleger gewesen sei. Als ich diesen Mann an die Werkbank führte, war er gleich in seinem Element und legte unverzüglich los. Er begann damit, eine Art Gerüst zu bauen. Anfänglich ohne klare Vorstellung wofür, doch mit der Zeit stellte sich heraus, dass es für die große Philodendronpflanze im Lichthof zum Einsatz kommen konnte. Nachdem er auf diese Weise sich in einen täglichen Arbeitsmodus eingefunden hatte, baute er auch noch mit viel Geduld und Ausdauer, aus unzähligen Leisten, die er selber auf 10 cm zusägte, einen Zaun für den Holzblumengarten, der ebenfalls im Lichthof aufgestellt war.

Der Holzblumengarten war auf einer etwa einen Quadratmeter großen Sperrholzplatte angelegt, eine Ansammlung vergessener Holzblumen aus der Kunsttherapiewerkstatt.

Auf dem Maltisch lagen neben Zeichenpapieren und Malvorlagen auch immer eine Auswahl an Holzblumen aus dünnem Sperrholz, die ich in meiner Vorbereitungszeit ausgeschnitten hatte. Tulpen, Ringelblumen, Anemonen, Stiefmütterchen und Phantasieblumen aller Art. Mit den ebenfalls bereit gestellten Wasserfarben konnten diese dann bemalt und sozusagen „zum Blühen" gebracht werden. Die Maler konnten diese Blumen dann natürlich auch mitnehmen, aber so manche von ihnen wurden öfters irgendwo abgelegt und nicht wieder gefunden, oder bei Entlassung bzw. Verlegung im Zimmer zurückgelassen. Aus diesen vergessenen Teilen wurde mit der Zeit der „Garten der vergessenen Holzblumen" im Lichthof. Dieser Garten wurde dann zu guter Letzt von unserem Bodenleger noch mit einem Zaun eingehegt.

Menschen mit einer vorrangig rationalen Orientierung erleben, meiner Beobachtung nach, den demenziellen Prozess mit seinen umfassenden Kontrollverlusten noch bedrohlicher. Dadurch fällt es ihnen oft auch schwerer, sich spontan auf malerische Ausdrucksformen einzulassen. Sie können eher beim Schreiben, das deutlich mehr Halt bietet, in eine Art kreativen

Flow geraten. Eine ehemalige Lehrerin kam in den Therapieraum, weil sie Stift und Papier benötigte. Sie wollte die Adresse ihres Hausarztes aufschreiben. Das war ihr offensichtlich sehr wichtig, und so setzte sie sich gleich hin und fing an zu schreiben: Dr. „Sowieso", Straße, Ortsname. Es stellte sich heraus, dass die Hausnummer fehlte, also begann sie noch einmal: Dr. „Sowieso", Straße, Ort. Doch immer noch fehlte die Hausnummer, also schrieb sie noch einmal und noch einmal die Daten bis das Blatt sich gefüllt hatte. Ein weiteres Blatt wurde auch noch vollgeschrieben mit der Wiederholung der unvollständigen Adresse des Hausarztes. Es schien mir, als bemerkte sie diese Wiederholung nicht mehr, als beruhige sie das fortgesetzte Schreiben wie einen kalligraphischen Prozess. So schrieb sie weiter – in einer schnörkellosen, fein ziselierten Textur und zugleich in einem sehr klaren Schriftbild, dessen Entfaltung sie beobachtete wie ein Schulkind, welches Schreiben lernt. Gegen Ende der Stunde wurden die vollgeschriebenen Blätter sorgsam zusammengefaltet, mit aufs Zimmer genommen und in der Schublade des Nachtkästchens verstaut. Die vergessene Hausnummer war als Problem verblasst, und so konnten letztendlich die vollgeschriebenen Blätter trotzdem als etwas Wichtiges in der Schublade verwahrt werden.

Ich griff ihr Bedürfnis nach Struktur und Ordnung auf und bereitete für die nächste Therapiestunde Kärtchen vor, festeres Papier, zugeschnitten auf Visitenkartenformat. Ich fragte sie nach ihrer Adresse und nachdem sich herausgestellt hatte, dass diese noch vollständig abrufbar war, fertigte sie viele handgeschriebene Visitenkarten an, die sie zu guter Letzt auch in der Schublade ihres Nachtkästchens verwahrte.

Aber auch das Schreiben konnte in einer sehr malerischen Art und Weise zelebriert werden. Eine Frau liebte es, zunächst mit dem Pinsel versonnen eine Weile in den Näpfchen des Wasserfarbenkastens zu rühren, als bereite sie eine würzige Sauce zu. Auf diese Weise kam sie zu sehr satten Mischfarbtönen, mit denen sie auf Aquarellbögen, konzentriert und feierlich große Buchstaben malte. So entstanden Wortgebilde, die nichts bedeuten mussten, die sich in wunderschön geschriebenen Farbtönen genügten, Neologismen in Regenbogenfarben: Der vollständige Text auf einem DIN A3 Bogen war: „Wum, Wmeis, Neim, Mmim, Mreis, Nebet, Rem, Wetel, Memheten, Klebet, Rak, Abel, Auskukukdkub, Naulem, Wakakama, Nakele, Nebel, Mebenrreuekte."

Es kam auch vor, dass auf einem einzelnen Blatt sehr groß und exklusiv nur eine einzige Wortschöpfung gemalt wurde: „Picklveicheien".

Auf einem Schriftbild schließlich tauchte ein vollständiger Namen auf. Da es sich nicht um den Vornamen der Malerin handelte, lag die Vermutung nahe, es könnte sich um eine Art Gebet zur Mutter Gottes handeln:

Maria geols
Marien glolath
Mariengends
Marien Marienquolst
Marien Mariengulst

All diese, in liebevoller Kalligraphie aquarellierten Texte sind einfach nur wunderschöne Bild- und Lautgedichte, und wenn man den allgegenwärtigen Anspruch auf semantische Relevanz einmal beiseitelassen würde, so könnte man sie ohne weiteres in die denkwürdigen Errungenschaften des Dadaismus einreihen.

Auch wenn gegenständliche Motive gemalt oder gezeichnet wurden, beobachtete ich einen deutlichen Hang zu einer Betonung von Linienverläufen, wie vom Schreibfluss abgeleitet und ornamental. Ich vermute, dass die Linie möglicherweise als das ursprünglichste Bildelement am meisten Halt im bildnerischen Prozess vermittelt. Mit Flächen oder gar mit der Umsetzung dreidimensionaler, also räumlicher Vorstellungen, könnte die malende Hand auf unsicheres Terrain geraten.

Neben leeren Blättern zum Freimalen, gab es auch immer eine Auswahl an Malvorlagen, die ich selbst vorgezeichnet hatte, auf schlichte Grundformen und klare Erkennbarkeit reduzierte Motive wie ein Haus, ein Baum, eine Sonnenblume oder auch auf den jeweiligen biografischen Hintergrund abgestimmtes Thema, wie eine Kuh für die Frau vom Bauernhof, einen Hirsch für den ehemaligen Förster oder eine Katze für eine Teilnehmerin, die immer wieder von ihren Katzen erzählte. Die einfach konturierte Gegenständlichkeit der Bildvorlagen sollte den Malern möglichst viel Freiraum für individuelle Ausgestaltung lassen. Wenn Schwierigkeiten beim kognitiven Erfassen oder in der handlungsplanerischen Umsetzung zu Tage traten, sollten die Hindernisse für den Malprozess möglichst niederschwellig sein.

Es kam ja oft schon zu gravierende Schwierigkeiten, bei der Differenzierung von Figur und Grund. Wenn zum Beispiel beim Hausmotiv, aus einfachen, geometrischen Grundformen zusammengesetzt, Probleme beim Erkennen und der Definition der Flächen auftraten, dann wurden einfach die Umrisslinien nachgezeichnet, sowohl nach innen als auch nach außen. In parallelen Linienverläufen immer wieder und wieder nachgezogen, gelegentlich über den gesamten Bildraum hinweg. Ich habe diese stilistische Variante für mich als „Zwiebelschalenmalerei" bezeichnet. Die Umrisse, eines im Zentrum stehenden Hauses wurden wachsend wiederholt wie die Jahresringe eines Baumquerschnittes. Mit solch einer ausschließlich auf Linien fokussierten Malerei, wurden Formen manchmal aber auch abgewandelt und in der Wiederholung aneinandergereiht, wodurch eine ornamentale Deklination der Motive entstand.

Die Linie, das Bildelement mit der stärksten Eindeutigkeit, die bevorzugt für bildnerische Klarheit sorgt, weil sie trennt oder verbindet und umreißend die Form definiert, erwies sich nun aber auch als das Urelement des malerischen Flows. Ob mit Stift oder Pinsel gezogen flossen, mäanderten, wanderten die Linien durch den Bildraum und manchmal auch über die nicht mehr wahrgenommenen Blattgrenzen hinaus auf die weiße Tischplatte. Eine träumerische Eroberung des unmittelbaren Umfeldes, wuchernde Irrgärten, die auch den räumlichen Orientierungsverlust auf den Fluren der Station wieder spiegelten. So geschah es also öfters, dass ich am Ende der Stunde zwar das bemalte Blatt vom Tisch nehmen konnte, damit aber nur einen Teil des gesamten Gemäldes, weil ein gutes Stück nicht abnehmbar auf den Tisch gebannt war.

Neben der psychotherapeutischen Qualifikation erscheint mir für den Kunsttherapeuten auch der Erfahrungshorizont einer eigenen künstlerischen Praxis von elementarer Bedeutung. Diese geht auch mit fundierten Kenntnissen der Kunstgeschichte einher und beruht auf Einblicke in ästhetische Diskurse der Kunsttheorie. Eine zeitgemäße Reflexion zu den stilgeschichtlichen und formalen Brüchen seit der klassischen Moderne mit all ihren Abstraktionen, Fragmentierungen, Deformationen und dialektischen Umkehrungen, ermöglicht einen unerschrockenen aber auch ästhetisch besonders sensibilisierten Blick auf die Werke seiner Klienten. Kurzum, mit einer solchermaßen professionalisierten Sichtweise kann eine offene und respektvolle Haltung entstehen, die für die freie Entfaltung der Ausdrucksspuren der Patienten Voraussetzung ist. Dadurch wird auch ein Schutzraum gewährleistet für wertfreie Gestaltungsprozesse, für eine Bilderwelt, die jenseits der kollektiv verinnerlichten Zensur durch tradierte ästhetische Normen entsteht.

Die Frage nach therapeutischer Evidenz verliert nie die ästhetische Dimension aus den Augen.

Die Bildinhalte beanspruchen allein dadurch, dass sie mitunter in extremen existentiellen Situationen entstanden sind, einen singulären Ausdruckswert.

In diesen Zusammenhang fallen mir noch die minimalistischen Malaktionen eines Patienten ein, dessen Vorgehensweise wie eine Performanz anmutete. Er benötigte gar kein Papier als Malgrund mehr: Ich musste nur mehr den Aquarellkasten aufklappen und dann begann er mit dem Pinsel die Farbe in den Farbnäpfen aufzulösen und malte diese dann in den Innendeckel des Malkastens. So ging das immer weiter, ganz versunken hin und her von Farbe zu Farbe, in den Deckel und wieder zurück. Diese in Zeitlosigkeit versunkene Malerei am Nullpunkt, geht wohl noch einmal weiter als die monochrome Malerei des abstrakten Expressionismus oder als das schwarze Quadrat von Kasimir Malewitsch.

Es zeigte sich also immer wieder, dass es neben der Unrast einer verlorenen Orientierung, auch Zustände von tiefer Versunkenheit und stiller Betrachtung gab. Auf keinen Fall wollte ich meine Patienten in ihrem malerischen Prozess stören, wenn sie in ihren traumwandlerischen Ausflügen mit dem Pinsel über den Tisch oder in den Farbkastendeckel die Unruhe vergaßen.

Nicht zuletzt verdanke ich meinen Begegnungen mit demenziellen Patienten auch so manche direkte Anregung für Motive meiner eigenen künstlerischen Arbeit. Eine Frau kam auf mich zu und sagte, sie müsse jetzt dringend die „Blumen lesen". Dieses rätselhaft poetische Ansinnen verstand ich erst dann richtig, als sie mangels einer Gießkanne eine Wasserflasche vom Tisch nahm und zu den Grünpflanzen in den Lichthof ging. Der kurze Hinweis auf das „Blumen lesen" führte aber meinerseits zu den ersten Skizzen von Blumen mit Buchstabenblüten in meinem Skizzenbuch. Wenn das Alphabet, der Wortsinn zerfällt, wenn Dinge aus den Rahmen fallen, liest man vielleicht ganz anders in den herkömmlichen Bedeutungssystemen und im geheimnisvollen „Alphabet" der Natur. Einige Blätter in Demenzlabyrinth versuchen das zu umschreiben (Seite 32 und 33)

Die Dramatik des Sprachverlustes wollte ich nicht zuletzt auch dadurch hervorheben, dass mein Protagonist ein Schriftsteller ist. Also ein Mensch für den Schrift und Sprache eine existentielle Bedeutung hat. Sein Werk kommt ihm abhanden, er findet nur mehr eine überbordende Masse an leeren Blättern (Seite 17–19). Er hat eine riesige Bücherwand im Rücken, aus der nichts mehr abrufbar ist. All die geistigen Schätze verschwinden in einem Nebel, und auf den zahllosen Buchrücken sind nur mehr nicht entzifferbare, hieroglyphische Zeichen.

Wir neigen dazu anzunehmen, dass materielle Werte verloren gehen können, aber geistiger Besitz uns keine Macht der Welt nehmen oder zerstören kann. Was bleibt aber von umfangreichstem Wissen, von weitreichender Lektüre, wenn das große Vergessen in den Bibliotheken des Gehirns voranschreitet. Die faustische Verzweiflung wird hier noch einmal radikalisiert und um eine neurobiologische Dimension erweitert.

Auf den ersten Blick ist Demenzlabyrinth ein Graphic Novel ohne Worte – ohne Sprechblasen und ohne das Geschehen kommentierende oder erläuternde Textzeilen. Ich habe mich dazu bewusst entschieden, weil es der Tatsache gerecht wird, dass meinem Protagonisten die selbstverständliche Verfügbarkeit der Sprache durch die Demenz abhandengekommen ist. Also wollte ich auch dem Leser die Ausdeutung der bilderzählerischen Elemente überlassen, denn er begegnet ja schließlich einem Helden, der sich bereits außerhalb unseres zentralen Kommunikationsmediums befindet...

Textfragmente und Anmerkungen

Textfragmente der folgenden Gedichte, Dichter und Schreiber finden sich auf den genannten Buchseiten
Paul Celan: Psalm, Seite 15
Friedrich Hölderlin: Die Entschlafenen, Seite 42
Friedrich Hölderlin: Hälfte des Lebens, Seite 48
Nelly Sachs: Wenn der Tag leer wird, Seite 74
Nelly Sachs: Wer von der Erde kommt, Seite 89
Georg Trakl: An Mauern hin, Seite 31
Tomas Tranströmer, Briefe beantworten, Seite 66
Albin Zauner, Seiten 16, 21, 78, 79, 80, 81

Gedichte

Die Entschlafenen
Friedrich Hölderlin

Einen vergänglichen Tag lebt ich
und wuchs mit den Meinen,
Eins ums andere schon schläft mir
und fliehet dahin.
Doch ihr Schlafenden wacht am
Herzen mir, in verwandter
Seele ruhet von euch mir das entfliehende Bild.
Und lebendiger lebt ihr dort,
wo des göttlichen Geistes
Freude die Alternden all, alle die Toten verjüngt.

Hälfte des Lebens
Friedrich Hölderlin

Mit gelben Birnen hänget
Und voll mit wilden Rosen
Das Land in den See,
Ihr holden Schwäne,
Und trunken von Küssen
Tunkt ihr das Haupt
Ins heilignüchterne Wasser.

Weh mir, wo nehm ich, wenn
Es Winter ist, die Blumen, und wo
Den Sonnenschein,
Und Schatten der Erde?
Die Mauern stehn
Sprachlos und kalt, im Winde
Klirren die Fahnen.

Wenn der Tag leer wird
Nelly Sachs

Wenn der Tag leer wird,
in der Dämmerung,
wenn die bilderlose Zeit beginnt,
die einsamen Stimmen sich verbinden –
die Tiere nichts als Jagende sind
oder gejagt –
die Blumen nur noch Duft –

wenn alles namenlos wird wie am Anfang –
gehst du unter die Katakomben der Zeit,
die sich auftun denen, die nahe am Ende sind –
dort wo die Herzkeime wachsen –
in die dunkle Innerlichkeit hinab
sinkst du –
schon am Tode vorbei
der nur ein windiger Durchgang ist –
und schlägst frierend vom Ausgang
deine Augen auf
in denen schon ein neuer Stern
seinen Abglanz gelassen hat -

Wer von der Erde kommt
Nelly Sachs

Wer von der Erde kommt
Mond zu berühren
oder
anderes Himmelsmineral das blüht –
angeschossen
von Erinnerung
wird er hoch springen
vom explodierenden Sehnsuchtsstoff
denn
aus bemalter Erdennacht
aufgeflügelt sind seine Gebete
aus täglichen Vernichtungen
suchend die inneren Augenstraßen.
Krater und Trockenmeere
erfüllt von Tränen
durch sternige Stationen reisend
auf der Fahrt ins Staublose.
Überall die Erde
baut an ihren Heimwehkolonien.
Nicht zu landen
auf den Ozeanen des süchtigen Blutes
nur zu wiegen sich
in Lichtmusik aus Ebbe und Flut
nur zu wiegen sich
im Rhythmus des unverwundeten
Ewigkeitszeichen:
Leben – Tod –

An Mauern hin
Georg Trakl

Es geht ein alter Weg entlang
An wilden Gärten und einsamen Mauern.
Tausendjährige Eiben schauern
Im steigenden fallenden Windgesang.

Die Falter tanzen, als stürben sie bald,
Mein Blick trinkt weinend die Schatten
und Lichter.
Ferne schweben Frauengesichter
Geisterhaft ins Blau gemalt.

Ein Lächeln zittert im Sonnenschein,
Indes ich langsam weiterschreite;
Unendliche Liebe gibt das Geleite.
Leise ergrünt das harte Gestein.

Briefe beantworten
Tomas Tranströmer

Im untersten Kommodenfach finde ich einen Brief, der das erstemal vor sechsundzwanzig Jahren kam. Ein Brief in Panik, der noch atmet, als er zum zweitenmal kommt.

Ein Haus hat fünf Fenster: Durch vier leuchtet der Tag klar und still. Das fünfte geht auf einen schwarzen Himmel, Gewitter und Sturm. Ich stehe an dem fünften Fenster: Der Brief.

Manchmal klafft zwischen Dienstag und Mittwoch ein Abgrund, aber sechsundzwanzig Jahre lassen sich in einem Augenblick durchmessen. Die Zeit ist keine gerade Strecke, eher ein Labyrinth, und drückt man sich an der richtigen Stelle gegen die Wand, kann man die eiligen Schritte und die Stimmen hören, kann man sich selbst auf der anderen Seite vorbeigehen hören.

Wurde dieser Brief je beantwortet? Ich erinnere mich nicht, es ist lange her. Die zahllosen

Schwellen des Meeres wanderten weiter. Das Herz tat weiter seine Sprünge von Sekunde zu Sekunde, wie die Kröte im nassen Gras der Augustnacht.

Die unbeantworteten Briefe ballen sich hoch oben zusammen, wie die Zirrostratuswolken, die Unwetter ankündigen. Sie machen die Sonnenstrahlen matter. Einmal werde ich antworten. Einmal, wenn ich tot bin und mich endlich konzentrieren kann. Oder wenigstens so weit weg von hier, dass ich mich selbst wiederfinden kann. Wenn ich als Neuankömmling in der grossen Stadt die 128. Strasse entlanggehe, im Wind über die Strasse des tanzenden Mülls. Ich, der ich es liebe, umherzuschlendern und in der Menge zu verschwinden, ein T in der unendlichen Textmasse.

Quellen

Celan, P. (1980). *Die Niemandsrose / Sprachgitter.* Frankfurt: Fischer.

Hölderlin, F. (2015). *Gedichte – Eine Auswahl.* Leipzig: Reclam.

Sachs, N. (1999). *Gedichte.* Frankfurt: Suhrkamp.

Tranströmer, T. (1997). *Sämtliche Gedichte.* München: Hanser. (S. 181)

Trakl, G. (2014). *Sämtliche Gedichte.* Frankfurt: Insel.

Anmerkung

Die Zeichnung auf den Seiten 36–37 illustriert die „dunkle Ecke des Gartens der Erinnerungen" des fiktiven Protagonisten dieser Bilderzählung. Die Zeichnung spiegelt symbolisch eine traumatisch-biografische Erinnerung des fiktiven Protagonisten wider, die exemplarisch für traumatische und traumatisierende Erlebnisse im biografischen Gedächtnis von Menschen mit Demenz stehen kann, die die Zeit des Nationalsozialismus miterlebt haben. – Diese „dunklen Schatten unserer Vergangenheit" hat der deutsche Gerontopsychiater Hartmut Radebold (2005) ausführlich in seinem gleichnamigen Werk dargestellt, das sehr zur vertiefenden Lektüre empfohlen werden kann [Anm. des Autors und Lektors].

Literatur

Radebold, H. (2005). *Die dunklen Schatten unserer Vergangenheit: Ältere Menschen in Beratung, Psychotherapie, Seelsorge und Pflege.* Stuttgart: Klett-Cotta.

Über den Autor

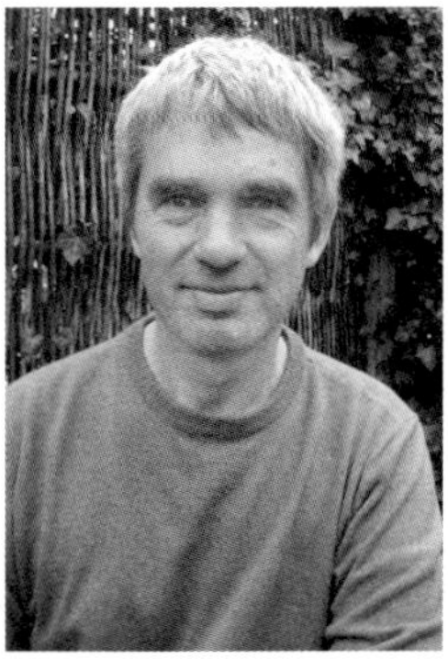

Albin Zauner, geboren 1964 in Innsbruck, lebt als Kunsttherapeut und freischaffender Künstler in Dorfen bei München. Er studierte Malerei und Bildnerisches Gestalten und Therapie, an der Akademie der bildenden Künste in München

Als Kunsttherapeut im kbo-Isar-Amper-Klinikum, arbeitet er im akutpsychiatrischen Bereich. Neben kontinuierlichen Präsentationen eigener Werke, organisiert er auch Ausstellungen aus dem kunsttherapeutischen Kontext.

E-Mail: zauneralbin@gmail.com
Website: https://www.zauneralbin.de

Dementia Care im Verlag Hogrefe

Angehörigenarbeit

Wilz, G., Schinkötte, D. & Kalytta, T. (2015). *Therapeutische Unterstützung für pflegende Angehörige von Menschen mit Demenz.* Göttingen: Hogrefe.

Woods, B., Keady, J. & Seddon, D. (2009). *Angehörigenintegration.* Bern: Huber.

Aktivierung

Klein, M., Kölligan, V., Dauter, S., Zorn, K. & Keller, K. (2020). *Mittendrin im Alter statt allein (MIASA). Ein Gruppenprogramm zur Einsamkeitsreduktion und Förderung der sozialen Teilhabe älterer Menschen.* Göttingen: Hogrefe

Spector, A., Thorgrimsen, L., Woods, B. & Orrell, M. (2012). *Kognitive Anregung (CST) für Menschen mit Demenz.* Bern: Huber.

Tschan, E. (2014). *Integrative Aktivierende Alltagsgestaltung - Konzept und Anwendung* (2. Aufl.). Bern: Huber.

Tuntland, H. (2023). *Das ADL/ IADL-Handbuch. Das Selbstversorgungshandbuch für Pflegende und Ergotherapeuten.* Bern: Hogrefe. [Plan]

Waldboth, V., Suter-Riederer, S., Föhn, M., Schneiter-Ulmann, R. & Imhof, L. (2017). *Pflanzengestützte Pflege.* Bern: Hogrefe.

Zoutewelle-Moris, S. (2019). *Wenn es Schokolade regnet - 99 kreative Ideen für die Arbeit mit Menschen mit Demenz* (2. Aufl.). Bern: Hogrefe.

Assessment

Gupta, A. (2012). *Assessmentinstrumente für alte Menschen.* Bern: Huber.

Reuschenbach, B. & Mahler, C. (2020). *Pflegebezogene Assessmentinstrumente* (2. Aufl.). Bern: Hogrefe.

Riesner, C. (Hrsg.). (2014). *Dementia Care Mapping (DCM) - Evaluation und Anwendung im deutschsprachigen Raum.* Bern: Huber.

Stemmler, M. & Kornhuber, J. (2018). *Demenzdiagnostik.* Göttingen: Hogrefe.

Beratung/Patientenedukation

Vögeli, S. & Wolf, N. (2023). *Demenzberatung.* Bern: Hogrefe. [Plan]

Demenz-Begleiter

Werner, S. (2019). *Pflegeassistenz Notes.* Bern: Hogrefe.

Werner, S. (2017). *Demenzbegleiter Notes.* Bern: Hogrefe.

Werner, S. (2016). *Alltagsbegleiter Notes.* Bern: Hogrefe.

Werner, S. (2015). *Praxishandbuch für Alltagsbegleiter.* Bern: Hogrefe.

Werner, S. (2013). *Praxishandbuch für Demenzbegleiter.* Bern: Huber.

Demenzerkrankung

Buell Whitworth, H. & Whitworth, J. (2019). *Das Lewy-Body-Demenz-Buch* (2. Aufl.). Bern: Hogrefe.

Hülshoff, T. (2008). *Das Gehirn.* Bern: Huber.

Jahn, T. (2015). *Demenzen.* Göttingen: Hogrefe.

Rahman, S. & Howard, R. (2019). *Demenz kompakt. Kurzlehrbuch zur Pflege und Versorgung von Menschen mit Demenz.* Bern: Hogrefe.

Empirisch neurokognitive Ansätze

Bonner, C. (2013). *Stressmindernde Pflege bei Menschen mit Demenz.* Bern: Huber.

Held, C. (2018). *Was ist gute Demenzpflege?* (2. Aufl.). Bern: Hogrefe.

Lind, S. (2011). *Fortbildungsprogramm Demenzpflege.* Bern: Huber.

Rahman, S. (2023). *Menschen mit Delir pflegen.* Bern: Hogrefe. [Plan]

Savaskan, E. & Haasemann, W. (2017). *Leitlinie Delir.* Bern: Hogrefe.

Smith, P.T.M. (2017). *Stressreduzierende Pflege von Menschen mit Demenz.* Bern: Hogrefe.

Demenz und Zivilgesellschaft

Robert Bosch Stiftung. (Hrsg.). (2007). *Gemeinsam für ein besseres Leben mit Demenz.* Bern: Huber.

Whitehouse, P.J. & George, D. (2009). *Mythos Alzheimer.* Bern: Huber.

Ernährung

Martin, L. (2021). *Essen, Trinken und Demenz. Handbuch für Pflegepraxis und Care Gastronomie.* Bern: Hogrefe.

Evaluation

Riesner, C. (Hrsg.). (2014). *Dementia Care Mapping (DCM) – Evaluation und Anwendung im deutschsprachigen Raum.* Bern: Huber.

Frühe Demenz

Bölicke, C., Mösle, R., Romero, B., Sauerbrey, G., Schlichting, R., Weritz-Hanf, P. & Zieschang, T. (2007). *Ressourcen erhalten.* Bern: Huber.

Swaffer, K. (2017). *„Was zur Hölle geschieht in meinem Hirn?“* Bern: Hogrefe.

Gedächtnistraining

Oswald, W.D. (2014). *Aktiv gegen Demenz.* Göttingen: Hogrefe.

Herausforderndes Verhalten bei Menschen mit Demenz (BPSD)

Barrick, A.E., Rader, J., Hoffer, B., Sloane, P.D. & Biddle, S. (2021). *Körperpflege ohne Kampf* (2. Aufl.). Bern: Hogrefe.

Bonifas, R. (2018). *Mobbing und Bullying unter alten Menschen.* Bern: Hogrefe.

James, I.A. & Jackman, L. (2019). *Herausforderndes Verhalten bei Menschen mit Demenz* (2. Aufl.). Bern: Hogrefe.

Marshall, M. & Allan, K. (2010). *„Ich muss nach Hause“. Ruhelose Menschen mit einer Demenz verstehen* (2. Aufl.). Bern: Huber.

Urselmann, W. & Georg, J. (2021). *Schreien und Rufen – Herausforderndes Verhalten bei Menschen mit Demenz* (2. Aufl.). Bern: Hogrefe.

Weber-Long, S. (2021). *Herausforderndes Verhalten.* Bern: Hogrefe.

White, E. (2013). *Sexualität bei Menschen mit Demenz.* Bern: Huber.

Kommunikation

Böhme, G. (2007). *Förderung der kommunikativen Fähigkeiten bei Demenz.* Bern: Huber.

Ellis, M. & Astell, A. (2019). *Nonverbale Kommunikation bei Menschen mit Demenz.* Bern: Hogrefe.

McCarthy, B. (2012). *Nur nicht den Verstand verlieren. Gute Kommunikation trotz(t) Demenz.* Bern. Huber.

Sachweh, S. (2012). *„Noch ein Löffelchen?“ – Effektive Kommunikation in der Altenpflege* (3. Aufl.). Bern: Huber.

Sachweh, S. (2019). *Spurenlesen im Sprachdschungel. Kommunikation und Verständigung mit demenzkranken Menschen.* (2. Aufl.). Bern: Hogrefe.

Kunstgestützte, kreative Therapien

Killick, J. & Craig, C. (2013). *Kreativität und Kommunikation bei Menschen mit Demenz.* Bern: Huber.

Sulser, R. (2010). *Ausdrucksmalen für Menschen mit Demenz.* (2. Aufl.). Bern: Huber.

Körperorientierte Therapien bei Menschen mit Demenz

Buchholz, T. & Schürenberg, A. (2013). *Basale Stimulation® in der Pflege alter Menschen* (4. Aufl.). Bern: Huber.

Champagne, T. (2019). *Sensorische Modulation für Menschen mit Demenz. Assessments und Aktivitäten für eine sensorisch anregende Umgebung zur Bedürfnisbefriedigung und Wahrnehmungsförderung.* Bern: Hogrefe.

Tanner, L.J. (2018). *Berührungen und Beziehungen bei Menschen mit Demenz.* Bern: Hogrefe.

Naturgestützte Therapie, Dementia Green Care

Chalfont, G. (2023). *Praxishandbuch Dementia Green Care.* Bern: Hogrefe. [Plan]

Chalfont, G. (2009). *Naturgestützte Therapie.* Bern: Huber.

Föhn, M. & Dietrich, C. (Hrsg.). (2013). *Gärten und Demenz – Gestaltung und Nutzung von Außenanlagen für Menschen mit Demenz.* Bern: Huber.

Germann-Tillmann, T., Merklin, L. & Näf, A.S. (2019). *Tiergestützte Intervention* (2. Aufl.). Bern: Hogrefe.

Gilliard, J. & Marshall, M. (Hrsg.). (2014). *Naturgestützte Pflege von Menschen mit Demenz.* Bern: Huber.

Niepel, A. & Vef-Georg, G. (2020). *Praxishandbuch Gartentherapie* (2. Aufl.). Bern: Hogrefe.

Schneiter, R. & Föhn, M. (Hrsg.). (2020). *Lehrbuch Gartentherapie* (2. Aufl.). Bern: Hogrefe.

Waldboth, V., Suter-Riederer, S., Föhn, M., Schneiter-Ulmann, R. & Imhof, L. (2017). *Pflanzengestützte Pflege.* Bern: Hogrefe.

Management, Patientensicherheit, Risikomanagement

Baker, C. (2015). *Exzellente Pflege von Menschen mit Demenz entwickeln.* Bern: Huber.

Loveday, B. (2015). *Demenzteams führen und leiten.* Bern: Huber.

McCormack, B., Manley, K. & Garbett, R. (Hrsg.) (2009). *Praxisentwicklung in der Pflege.* Bern: Huber.

Sanderson, H. & Bailey, G. (2015). *Praxishandbuch person-zentrierte Pflege.* Bern: Huber.

Mäeutik

van der Kooij, C. (2019). *„Komm doch mal in meine Welt – Mäeutische Betreuung und Pflege für alternde Menschen mit kognitiven Beeinträchtigungen".* Bern: Hogrefe.

van der Kooij, C. (2017). *Das mäeutische Pflege- und Betreuungsmodell* (2. Aufl.). Bern: Hogrefe.

van der Kooij, C. (2015). *Die Magie der Bewohnerbesprechung.* Bern: Hogrefe.

van der Kooij, C. (2012). *„Ein Lächeln im Vorübergehen" – Erlebnisorientierte Altenpflege mit Hilfe der Mäeutik.* Bern: Huber.

Montessori-basierte Ansätze

Camp, C. (2015). *Tatort Demenz – Menschen mit Demenz verstehen. Praxishandbuch für Demenz-Detektive.* Bern: Hogrefe.

Person-zentrierte Pflege, Dementia Care Mapping (DCM)

Baker, C. (2015). *Exzellente Pflege von Menschen mit Demenz entwickeln.* Bern: Huber.

Brooker, D. (2008). *Person-zentriert pflegen. Das VIPS-Modell zur Pflege und Betreuung von Menschen mit Demenz.* Bern: Huber.

Kitwood, T. (2019). *Demenz* (8. Aufl.). Bern: Hogrefe.

Kitwood, T. & Brooker, D. (2022). *Demenz. Der person-zentrierte Ansatz im Umgang mit verwirrten, kognitiv beeinträchtigten Menschen* (9. Aufl.). Bern: Hogrefe.

Kuhn, D. & Verity, J. (2012). *Die Kunst der Pflege von Menschen mit Demenz.* Bern: Huber.

Loveday, B. (2015). *Demenzteams führen und leiten.* Bern: Huber.

Riesner, C. (Hrsg.). (2014). *Dementia Care Mapping (DCM) – Evaluation und Anwendung im deutschsprachigen Raum.* Bern: Huber.

Sanderson, H. & Bailey, G. (2015). *Praxishandbuch person-zentrierte Pflege.* Bern: Huber.

Palliative Dementia Care

Dibelius, O., Offermanns, P. & Schmidt, S. (2016). *Palliative Care von Menschen mit Demenz.* Bern: Hogrefe.

Kostrzewa, S. (2020). *Menschen mit geistiger Behinderung palliativ pflegen und begleiten* (2. Aufl.). Bern: Hogrefe.

Kostrzewa, S. (2010). *Palliative Pflege von Menschen mit Demenz* (2. Aufl.). Bern: Huber.

Kostrzewa, S. (2023). *Palliative Pflege von Menschen mit Demenz* (3. Aufl.). Bern: Hogrefe [Plan].

Pflegeprozess und Pflegephänomene bei Menschen mit Demenz

Barrick, A. E., Rader, J., Hoffer, B., Sloane, P. D. & Biddle, S. (2021). *Körperpflege ohne Kampf* (2. Aufl.). Bern: Hogrefe.

Fischer, T. (2012). *Schmerzeinschätzung bei Menschen mit schwerer Demenz.* Bern: Huber.

Gogl, A. (Hrsg.). (2013). *Selbstvernachlässigung bei alten Menschen.* Bern: Huber.

Gupta, A. (2012). *Assessmentinstrumente für alte Menschen.* Bern: Huber.

Handel, E. (Hrsg.). (2009). *Praxishandbuch ZOPA – Schmerzeinschätzung bei Patienten mit kognitiven und/oder Bewusstseinsbeeinträchtigungen.* Bern: Huber.

James, I. A. & Jackman, L. (2019). *Herausforderndes Verhalten bei Menschen mit Demenz. Einschätzen, verstehen, behandeln* (2. Aufl.). Bern: Hogrefe.

James, J., Cotton, B., Knight, J., Freyne, R., Pettit, J. & Gilby, L. (2019). *Menschen mit Demenz im Krankenhaus versorgen.* Bern: Hogrefe.

Marshall, M. & Allan, K. (2010). *„Ich muss nach Hause". Ruhelose Menschen mit einer Demenz verstehen.* Bern: Huber.

May, H., Edwards, P. & Brooker, D. (2011). *Professionelle Pflegeprozessplanung. Person-zentrierte Pflegeplanung für Menschen mit Demenz.* Bern: Huber.

Savaskan, E. & Haasemann, W. (2017). *Leitlinie Delir. Empfehlungen zur Prävention, Diagnostik und Therapie des Delirs im Alter.* Bern: Hogrefe.

Scholz, A.-K. & Niepel, A. (2019). *Das CC©-Konzept. Integratives Therapiekonzept für Menschen mit Gedächtnisverlust und neurokognitiven Störungen.* Bern: Hogrefe

Urselmann, W. & Georg, J. (2021). *Schreien und Rufen – Herausforderndes Verhalten bei Menschen mit Demenz* (2. Aufl.). Bern: Huber.

Weber-Long, S. (2021). *Herausforderndes Verhalten.* Bern: Hogrefe.

White, E. (2013). *Sexualität bei Menschen mit Demenz.* Bern: Huber.

Positive Demenzpflege

Clarke, C. & Wolverson, E. (2019). *Positive Demenzpflege.* Bern: Hogrefe.

Rehabilitation

Gogia, P.P. & Rastogi, N. (2014). *Alzheimer-Rehabilitation. Menschen mit Demenz stabilisieren und rehabilitieren.* Bern: Huber.

Röse, K.M. (2017). *Betätigung von Menschen mit Demenz im Kontext Pflegeheim.* Bern: Hogrefe.

Ratgeber (Außenansichten)

Buell-Whitworth, H. & Whitworth, J. (2019). *Das Levy-Body-Demenz-Buch* (2. Aufl.). Bern: Hogrefe.

Klessmann, E. (2011). *Wenn Eltern Kinder werden und doch die Eltern bleiben* (7. Aufl.). Bern: Huber.

Mace, N.L. & Rabins, P.V. (2012). *Der 36-Stunden-Tag* (6. Aufl.). Bern: Huber.

Whitehouse, P.J. & George, D. (2009). *Mythos Alzheimer.* Bern: Huber.

Ratgeber (Innenansichten)

Bryden, C. (2011). *Mein Tanz mit der Demenz – Trotzdem positiv leben.* Bern: Huber.

Inauen, F. (2016). *Eins nach dem anderen – Texte und Zeichnungen einer Demenz.* Bern: Hogrefe.

Swaffer, K. (2017). *„Was zur Hölle passiert in meinem Hirn?"* Bern: Hogrefe.

Taylor, R. (2013). *Hallo Mr. Alzheimer.* Bern: Huber.

Taylor, R. (2011a). *Alzheimer und Ich* (3. Aufl.). Bern: Huber.

Taylor, R. (2011b). *Im Dunkeln würfeln.* Bern: Huber.

Reminiszenz/Biografiearbeit/ROT

Schweitzer, P. & Bruce, E. (2010). *Das Reminiszenzbuch.* Bern: Huber.

Technische Unterstützung

Heeg, S., Heusel, C., Kühnle, E., Külz, S., von Lützau-Hohlbein, H., Mollenkopf, H., Oswald, F., Pieper, R., Rienhoff, O. & Schweizer, R. (2007). *Technische Unterstützung bei Demenz.* Bern: Huber.

Transkulturelle Pflege und Kompetenz

Dibelius, O., Feldhaus-Plumin, E. & Piechotta-Henze, G. (Hrsg.). (2015). *Lebenswelten von Menschen mit Migrationserfahrung und Demenz.* Bern: Hogrcfc.

Domenig, D. (2021). *Transkulturelle und transkategoriale Kompetenz.* (3. Aufl.), Bern: Hogrefe.

Umgebungsgestaltung, Milieu, Wohnen, Architektur

Chalfont, G. (2022). *Praxishandbuch Dementia Green Care.* Bern: Hogrefe.

Chalfont, G. (2009). *Naturgestützte Therapie.* Bern: Huber.

Föhn, M. & Dietrich, C. (Hrsg.). (2013). *Gärten und Demenz – Gestaltung und Nutzung von Außenanlagen für Menschen mit Demenz.* Bern: Huber.

Germann-Tillmann, T., Merklin, L. & Näf, A.S. (2019). *Tiergestützte Intervention* (2. Aufl.). Bern: Huber.

Gilliard, J. & Marshall, M. (Hrsg.). (2014). *Naturgestützte Pflege von Menschen mit Demenz.* Bern: Hogrefe.

Niepel, A. & Vef-Georg, G. (2020). *Praxishandbuch Gartentherapie* (2. Aufl.). Bern: Hogrefe.

Schneiter, R. & Föhn, M. (Hrsg.). (2020). *Lehrbuch Gartentherapie* (2. Aufl.). Bern: Hogrefe.

Waldboth, V., Suter-Riederer, S., Föhn, M., Schneiter-Ulmann, R. & Imhof, L. (2017). *Pflanzengestützte Pflege.* Bern: Hogrefe.

Zusammenstellung: Jürgen Georg, Antonia Halt (Stand: 07-2022)